现代麻风组织病理学

主审 李桓英

主编 翁小满 曾学思 袁联潮 王洪生

参与
单位

首都医科大学附属北京友谊医院
北京热带医学院研究所
中国医学科学院皮肤病医院（中国医学科学院皮肤病研究所）

中国科学技术出版社
·北 京·

图书在版编目（CIP）数据

现代麻风组织病理学 / 翁小满等主编 . — 北京：中国科学技术出版社，2022.9
ISBN 978-7-5046-9652-6

Ⅰ . ①现… Ⅱ . ①翁… Ⅲ . ①麻风—病理学 Ⅳ . ① R755.02

中国版本图书馆 CIP 数据核字 (2022) 第 100579 号

策划编辑	宗俊琳	
责任编辑	孙　超	
文字编辑	郭仕薪	
装帧设计	佳木水轩	
责任印制	徐　飞	

出　　版	中国科学技术出版社
发　　行	中国科学技术出版社有限公司发行部
地　　址	北京市海淀区中关村南大街 16 号
邮　　编	100081
发行电话	010-62173865
传　　真	010-62179148
网　　址	http://www.cspbooks.com.cn

开　　本	710mm×1000mm　1/16
字　　数	92 千字
印　　张	8.5
版　　次	2022 年 9 月第 1 版
印　　次	2022 年 9 月第 1 次印刷
印　　刷	运河（唐山）印务有限公司
书　　号	ISBN 978-7-5046-9652-6/R · 2913
定　　价	108.00 元

编著者名单
Author List

主　　审　李桓英

主　　编　翁小满　曾学思　袁联潮　王洪生

学术秘书　熊竞舒　刘　健

参与单位　首都医科大学附属北京友谊医院

　　　　　北京热带医学院研究所

　　　　　中国医学科学院皮肤病医院

　　　　　（中国医学科学院皮肤病研究所）

内容提要
Abstract

　　麻风病是一种主要侵犯皮肤和周围神经的慢性传染病，在我国已流行 2000 多年。自新中国成立以来，我国的麻风病防治取得了举世瞩目的成就。组织病理学作为麻风病的诊断工具之一，其地位至关重要，因此掌握该学科的相关知识也十分必要。本书由首都医科大学附属北京友谊医院、北京热带医学研究所及中国医学科学院皮肤病医院（中国医学科学院皮肤病研究所）的多位专家共同编写，是一部不可多得的麻风组织病理学临床实践指南。本书以 *Skin Biopsy in Leprosy* 为指南，以不同型别麻风病患者的病史、皮损与病理资料为基础，在复习常见皮肤病理的基础上，较为详尽地介绍了各型麻风病的病理改变及相应图像。书中图片丰富、言简意赅、深入浅出，可作为国内麻风病防治的实用教材，为提高国内医生的麻风病诊断水平提供参考。

序
Preface

麻风病是一种主要侵犯皮肤和周围神经的慢性传染病，在我国已流行 2000 多年。如果不及时对麻风病作出诊断与治疗，可导致患者面部和肢体畸残，这是人们恐惧和歧视麻风病的主要原因。

新中国成立后，党和政府十分重视麻风病的防治工作，投入了大量人力、物力和财力。如今，我国麻风病的发病率正逐年下降，每年新发患者总数已不足 500 人，基本实现了控制麻风病的目标。然而，随着新患者的减少，城市化进程加大，无论是对农村基层医务人员，还是对城市综合性医院皮肤科医生，早期准确诊断麻风病的难度越来越大。

尽管各型麻风病的皮损表现存在差异，但皮损形态学却没有较大特异性。作为麻风病诊断工具之一的组织病理学，其地位十分重要，因此掌握这一学科的知识也十分必要。国际著名麻风病病理学家 Dennis S. Ridley 撰写的 *Skin Biopsy in Leprosy*（《麻风病皮肤活检》）是非常经典的麻风组织病理学手册，但英文原版无法满足我国基层防治人员的需求。在与基层麻风病防治人员共同工作，以及与各级医院皮肤科医生会诊的过程中，笔者深感国内医生迫切需要一部图文并茂的现代麻风组织病理学的简易读本。

笔者曾在世界卫生组织（WHO）和美国从事慢性传染病防治研究多年，深感病理学的重要性。首都医科大学附属北京友谊医院、北京热带医学研究所及中国医学科学院皮肤病医院（中国医学科学院皮肤病研究所）的同事们，在实践工作中收集了许多宝贵的麻风病患者临床及病理资料，希望编撰成一部图文并茂的简易读本，帮助更多医务人员提高麻风病诊断与鉴别诊断的水平。随着现代医学技术的发展，分子学与细胞学已融入现代麻风组织病理学。为此，本书特别邀请中国医学科学院皮肤病医院（中国医学科学院皮肤病研究所）的麻风病专家王洪生教授和病理学专家曾学思教授，共同编写了这部《现代麻风组织病理学》。

本书面向基层医务人员，言简意赅、深入浅出，同时配有非常丰富的图片，在复习常见皮肤病理的基础上，较为详尽地介绍了各型麻风病的病理改变特征及相应图像。本书能够切实提高广大麻风病防治人员、皮肤科临床医生的麻风病诊断水平，亦可为我国县、乡、村各级基层麻风病防治人员、城市综合性医院皮肤科等医务人员提供一份学习提升的参考资料，为最终创造一个没有麻风病的世界而努力。

在本书编写过程中，中国医学科学院皮肤病医院（中国医学科学院皮肤病研究所）的吴勤学教授、严良斌主任医师提出了宝贵意见，首都医科大学附属北京友谊医院和北京热带医学研究所的各位同仁亦给予了大力支持，在此一并致谢！最后，还要感谢北京市李桓英医学基金会在本书出版过程中的鼎力相助。

北京热带医学研究所 李桓英

前　言
Foreword

　　组织病理学对麻风病诊断与鉴别诊断的重要性毋庸置疑，但是如果病理科医生对显微镜下的组织切片，仅仅在组织学和细胞形态学上做平铺直叙的"如实"描写，就很难让临床医生将麻风病的临床与组织病理学检查相结合，从而无法作出正确的诊断与分型。同样，临床医生很难判断患者所处的感染与免疫状态，进而无法对疾病发展等作出全面分析。因此，作为一名合格的麻风病专业医师，无论是临床医生还是预防医生，掌握麻风病的组织病理学至关重要。

　　麻风组织病理学不仅可以提供麻风病的诊断证据，而且能够从一些特异性表现揭示宿主对麻风菌的免疫应答反应，这也是 Redley 和 Joping 建立的麻风病五型分类的基础。20 世纪 80 年代，Dennis S. Ridley 撰写的 *Skin Biopsy in Leprosy* 一书由瑞士 CIBA-GEIGY 公司出版，成为麻风组织病理学的经典教材，同时也是各国学者在麻风组织病理学方面引用较多的专著。本书以 *Skin Biopsy in Leprosy* 为指南，以各位编者多年来收集的不同型别麻风病患者的病史、皮损与病理资料为基础，图文并茂地介绍麻风组织病理学基础，可作为麻风病专业医师的实用教材。

翁小满　曾学思　袁联潮　王洪生

目　录
Contents

第1章 皮肤病基础组织病理学表现
Basic Histopathological Manifestations of Skin Diseases

一、表皮的变化

表皮各层均可因各种不同的病变过程而发生各种的改变，这些改变可单独原发于各表皮层，也可因真皮病变引起表皮的继发变化。

（一）角化过度

角化过度系指角质层与同一部位的正常角质层相比，出现异常增厚的现象。如果角化过度是由角质形成过多所致，则其下方颗粒层、棘层也相应增厚（图 1-1）；若由于角质储留堆积所致，则其颗粒层、棘层并不同时增厚（图 1-2）；若全部由角质构成，则称为正型角化过度。

（二）角化不全

角化不全由角化过程不完全所致，因此在角质层内尚有细胞核残留，其下方的颗粒层往往减少或消失（图 1-3）。

（三）棘层肥厚

棘层肥厚指表皮棘细胞层增厚，常伴有表皮嵴增宽或延长，通常由

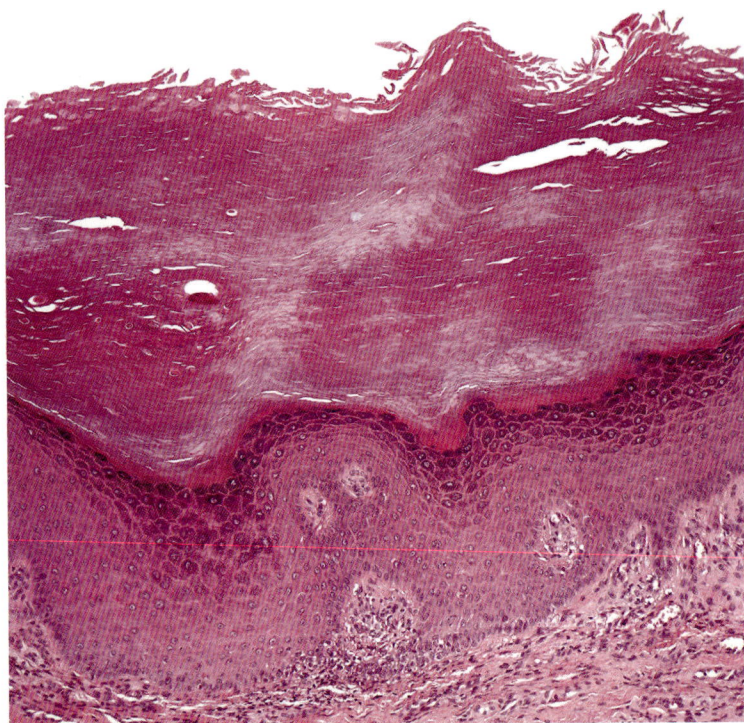

▲ 图 1-1　角化过度（一）

角质层、颗粒层及棘细胞均增厚

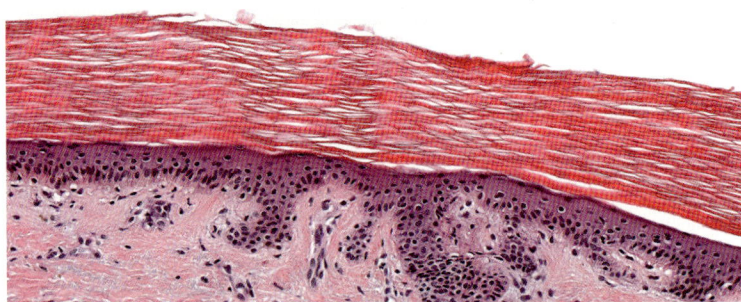

▲ 图 1-2　角化过度（二）

仅角质层增厚，颗粒层及棘层无改变

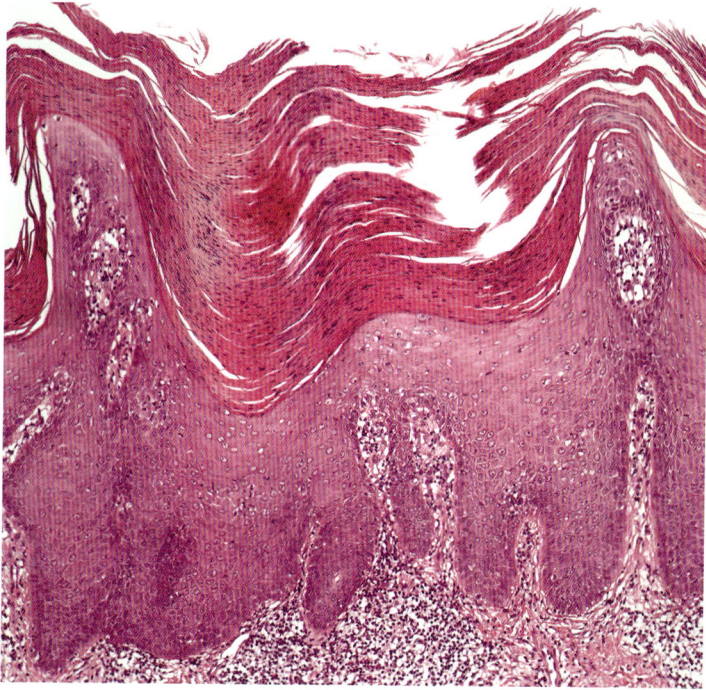

▲ 图 1-3　角化不全

角质层中可见残留的细胞核

于棘层细胞数目增多所致（图 1-4）。其中，部分棘层细胞数目并不增多，而是由细胞体积增大造成棘层肥厚。

　　1. 疣状增生即表皮角化过度、颗粒层增厚、棘层肥厚及乳头瘤样增生四种病变同时存在时，表皮表面宛如山峰起伏，甚似疣状病变，故称为疣状增生（图 1-5）。

　　2. 乳头瘤样增生主要指乳头体不规则向上增生，使表皮的表面呈不规则波浪状起伏，同时表皮本身也有轻度不规则的增生肥厚（图 1-6）。

　　3. 假性上皮瘤样增生或假癌性增生，是一种高度棘层肥厚与表皮不规则增生的现象。增生的表皮甚至深达真皮内汗腺的水平，颇似鳞状细胞癌，但细胞分化良好，无异型性（图 1-7）。

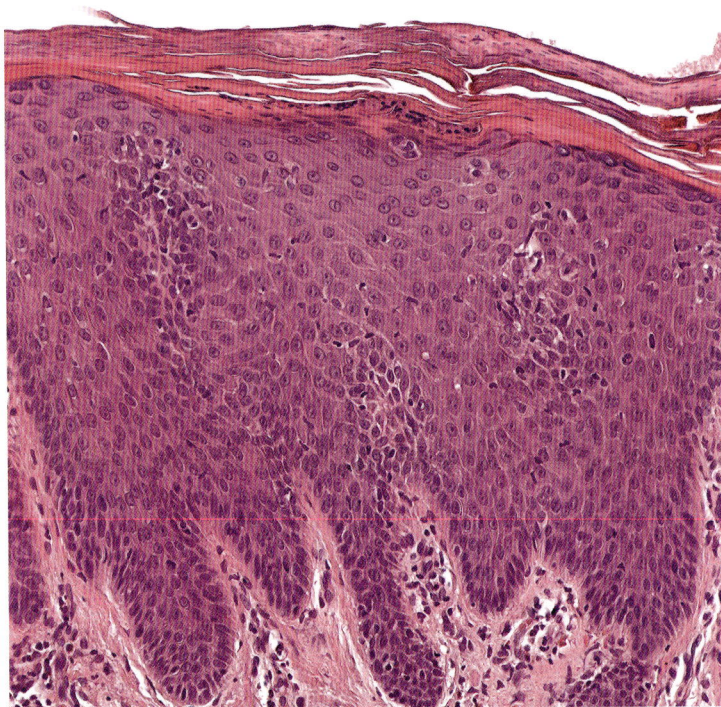

▲ 图 1-4 棘层肥厚

棘细胞层增厚，表皮棘细胞增多

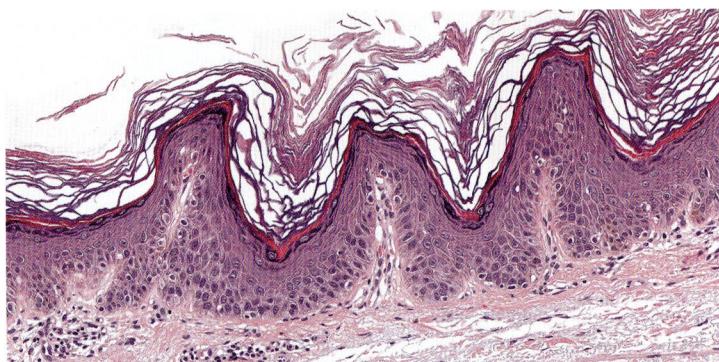

▲ 图 1-5 疣状增生

表皮角化过度、颗粒层增厚、棘层肥厚及乳头瘤样增生，使表皮如山峰起伏

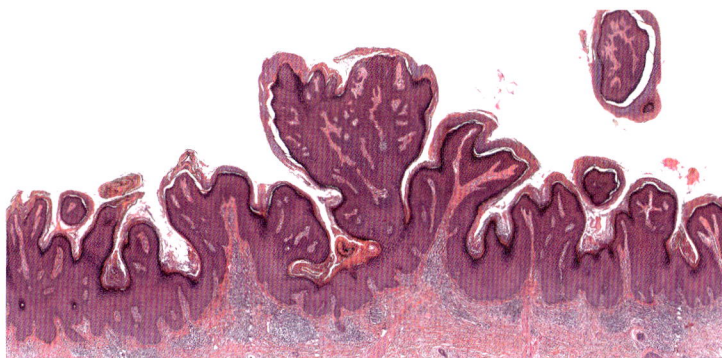

▲ 图 1-6　乳头瘤样增生

乳头体不规则向上增生

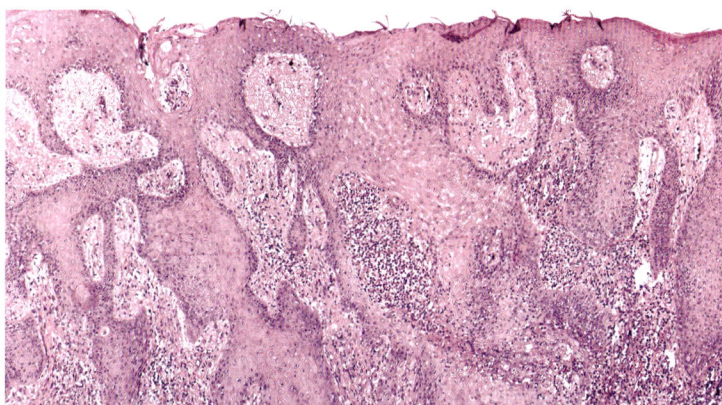

▲ 图 1-7　假上皮瘤样增生

棘层高度内生性增生，形状不规则

（四）表皮萎缩

表皮萎缩主要是由棘细胞层萎缩所致，此时表皮变薄，表皮嵴往往不明显甚至消失，以致表皮呈带状（图 1-8）。表皮萎缩可合并真皮及皮下组织广泛萎缩或皮肤附属器的萎缩，前者见于慢性萎缩性皮肤病，后者常见于各型麻风。

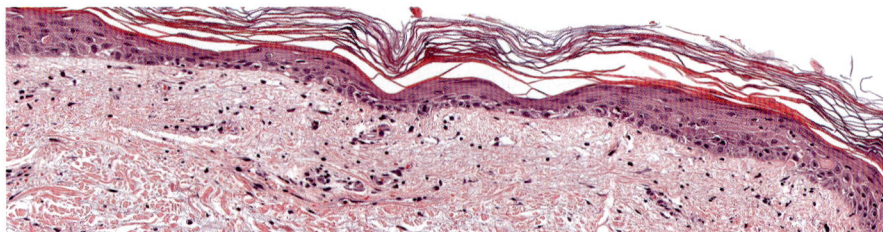

▲ 图 1-8　表皮萎缩
表皮变薄，皮突消失

（五）表皮水肿

表皮水肿通常可分为表皮细胞内水肿和细胞间水肿，两者往往不同程度地合并存在。

1.细胞内水肿主要指棘细胞内发生水肿，细胞体积增大，细胞质变淡。在较陈旧的水肿中，细胞核常固缩偏于一侧，如鸟眼状；水肿严重时则呈网状变性（图 1-9）。

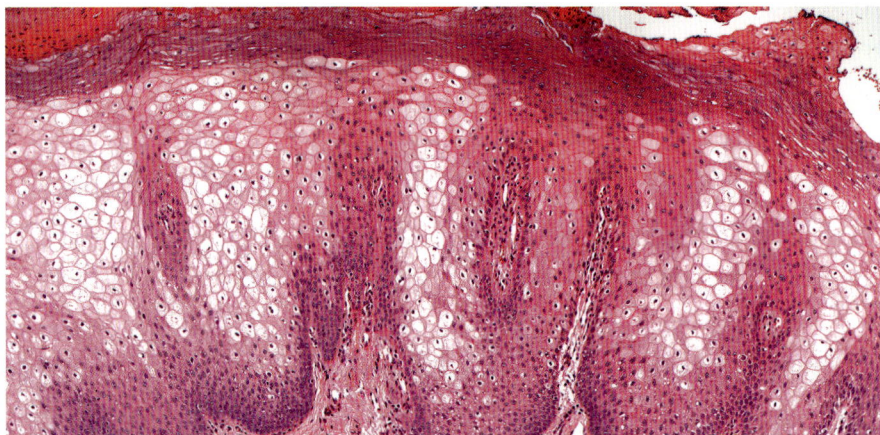

▲ 图 1-9　细胞内水肿
棘细胞内水肿，细胞体积变大

2. 细胞间水肿主要由于棘细胞间液体增加，使细胞间的间隙增宽，细胞间桥拉长而清晰可见（图 1-10）。这样的表皮结构类似海绵，故又称海绵形成或海绵水肿。

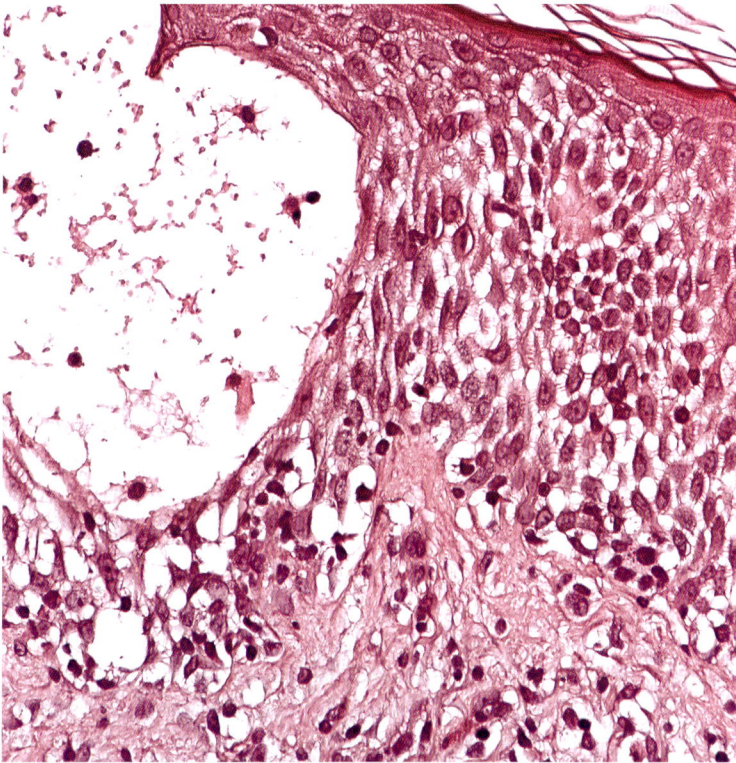

▲ 图 1-10　细胞间水肿
细胞间隙增宽，表皮内水疱形成

（六）基底细胞液化变性

基底细胞液化变性又称水滴状变性，变性较轻者基底细胞表现为细胞空泡化或破碎，原基底细胞层的栅状排列发生紊乱（图 1-11）；变性较重者基底层消失，棘细胞直接与真皮接触（图 1-12）。

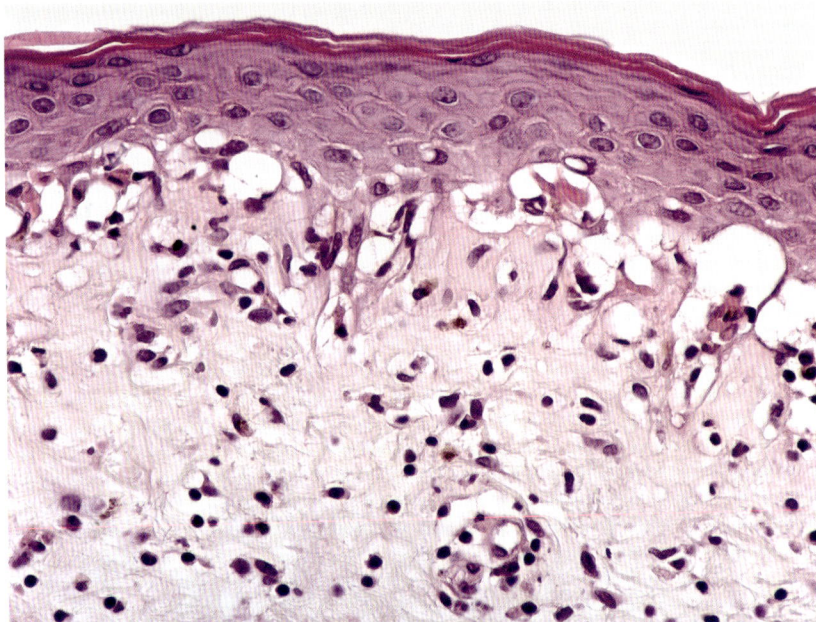

▲ 图 1–11　基底细胞液化变性（一）

基底细胞空泡化

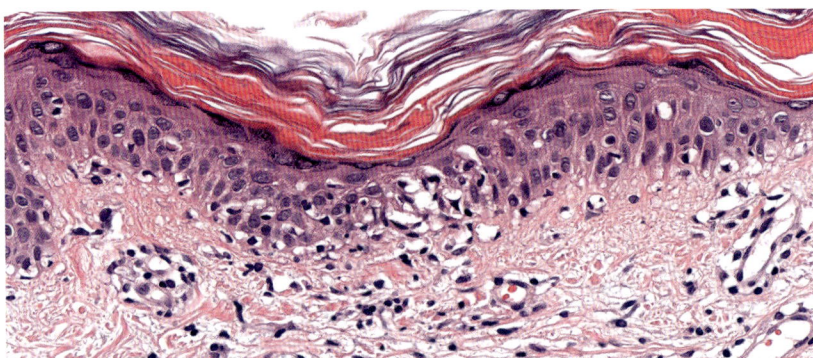

▲ 图 1–12　基底细胞液化变性（二）

基底层消失

（七）水疱或大疱

直径小于 1cm 的水疱通常称为水疱或小疱，直径大于 1cm 的水疱则称为大疱，主要指皮肤内出现含有疱液的空腔（图 1-13）。水疱或大疱可位于角质层下、表皮内各层、表皮交界处或真皮内基底膜带下、表皮下（图 1-14）。疱液主要为渗出的组织液，往往有炎症细胞，也可有表皮细胞或其他成分。棘突松解是由于表皮细胞间桥（桥粒和张力丝等）的变性，使细胞间失去了紧密连接而形成松解状态，进而形成表皮内的裂隙、水疱或大疱。

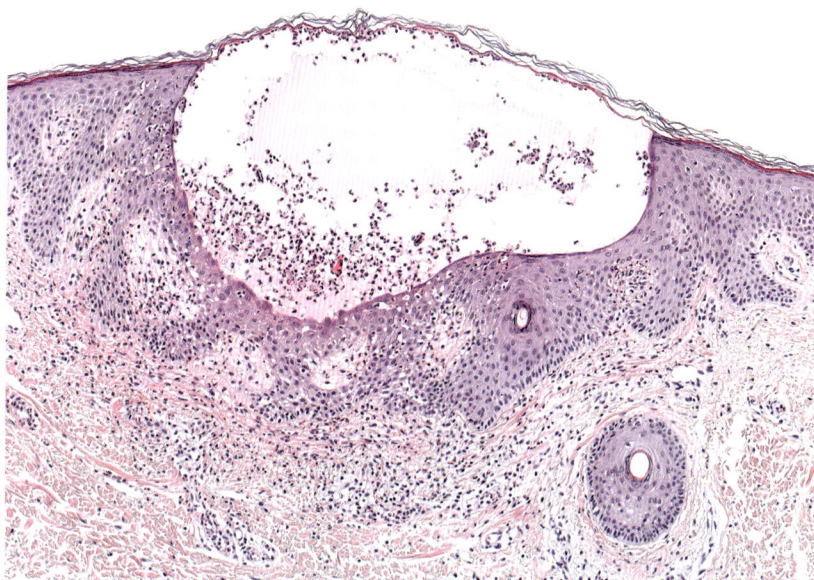

▲ 图 1-13 表皮内水疱

水疱位于表皮内，疱内为组织液及炎症细胞

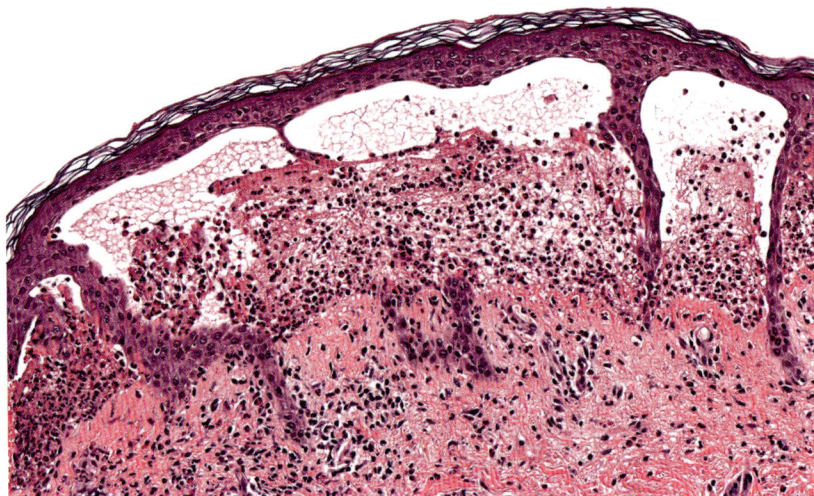

▲ 图 1–14　表皮下水疱

水疱位于表皮下，为多房性

（八）脓疱

当水疱内有大量中性粒细胞存在时，即可成为脓疱。部分脓疱是由水疱继发感染而成，部分脓疱为原发损害（图 1–15）。此外，尚有一种海绵状脓疱（Kogoj 脓疱），发生在棘层上部，是在"海绵"形成的基础上，中性粒细胞聚集而形成。由于炎症细胞的侵入，表皮细胞胞质与细胞核溶解，残余细胞膜形成网状，甚似海绵，在网眼中有多数中性粒细胞存在。

（九）微脓肿

微脓肿（microabscess）指表皮内有中性粒细胞或淋巴样细胞聚集的小团块（图 1–16）。Munro 微脓肿内含有中性粒细胞，通常发生于颗粒层，亦可发生于角质层或棘层，常见于银屑病及脂溢性皮炎等疾病

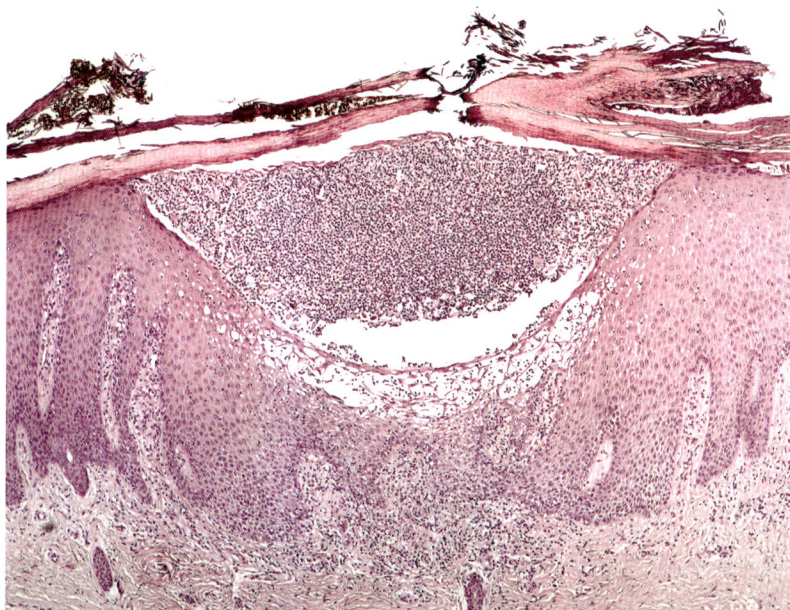

▲ 图 1–15 脓疱

疱内有大量中性粒细胞聚集

的患者。Pautrier 微脓肿主要发生于棘层，也发生于表皮下部、表皮真皮交界处、毛囊，常存在于伴有异色症表现的蕈样肉芽肿，其中主要为 T 淋巴细胞。

（十）空泡化

空泡化即表皮细胞的细胞质透明，为细胞受损的表现。在黏膜上皮细胞中出现空泡化细胞是正常现象，但在皮肤表皮细胞内出现空泡化则属异常（图 1–17）。

（十一）浅表结痂

浅表结痂即在角质层及颗粒层内有很多炎症细胞、红细胞、纤维蛋

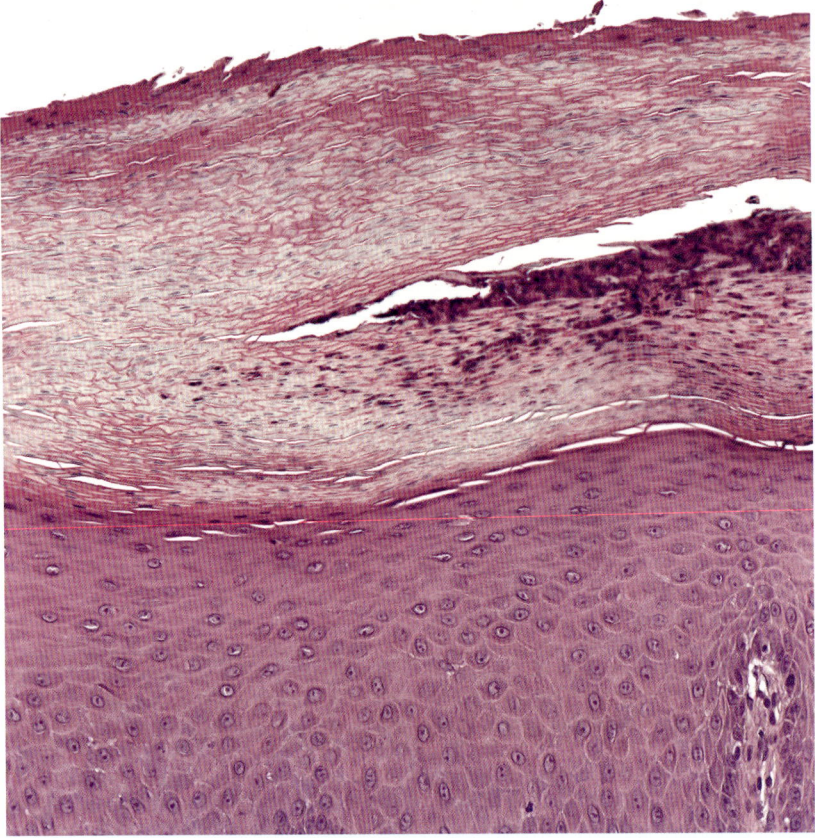

▲ 图 1–16　微脓肿
表皮角质层内见中性粒细胞聚集

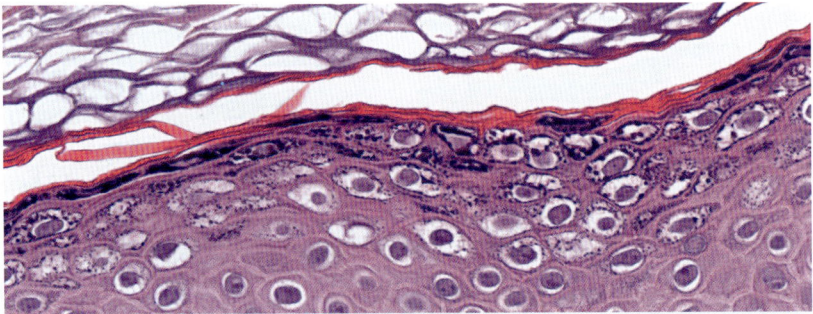

▲ 图 1–17　空泡化
表皮细胞的细胞质透明改变

白，以及血浆的集聚干涸，故称为浅表结痂（图 1–18）。颗粒层细胞往往减少或消失，有时角质层也变薄或被渗出物所代替。

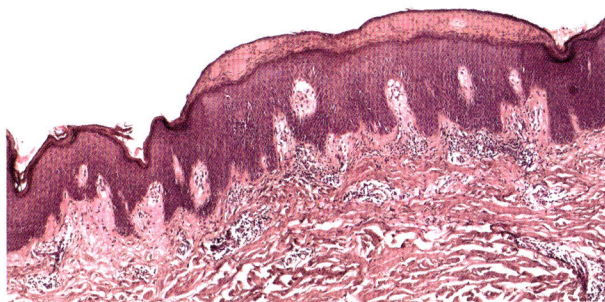

▲ 图 1–18　浅表结痂
角质层局限性结痂

（十二）色素增多与色素减少

色素增多指表皮基底层及真皮上部黑素颗粒增多，可见于麻风及麻风反应（图 1–19）。色素减少指表皮基底层内黑素减少或消失，可见于麻风浅色斑（图 1–20）。

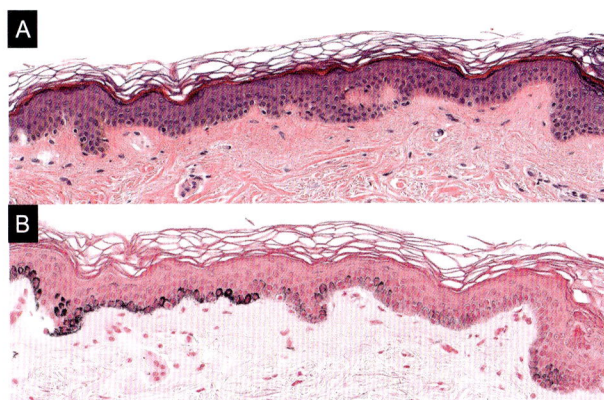

▲ 图 1–19　色素增多
基底层黑素颗粒增多

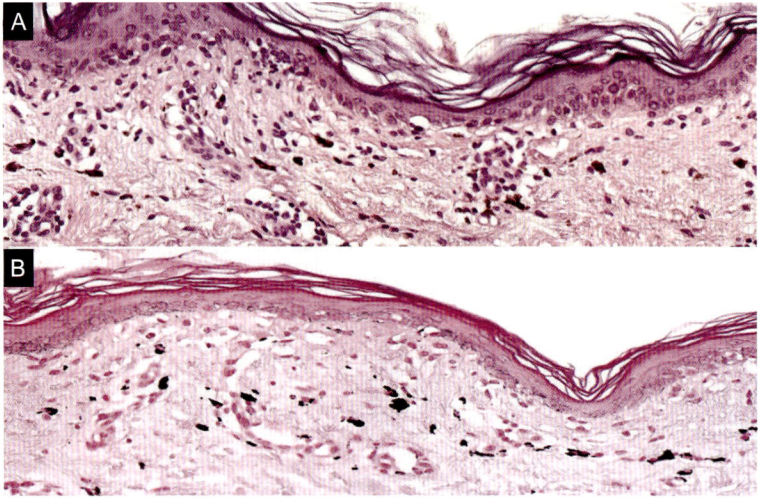

▲ 图 1-20　色素减少
基底层黑素颗粒减少导致

（十三）色素失禁

当基底细胞及黑素细胞损伤后，黑素从上述细胞中脱落到真皮上部，或被吞噬细胞吞噬，或游离在组织间隙中，此时基底细胞不能维持黑素导致黑素脱落的现象称为色素失禁（图 1-21）。

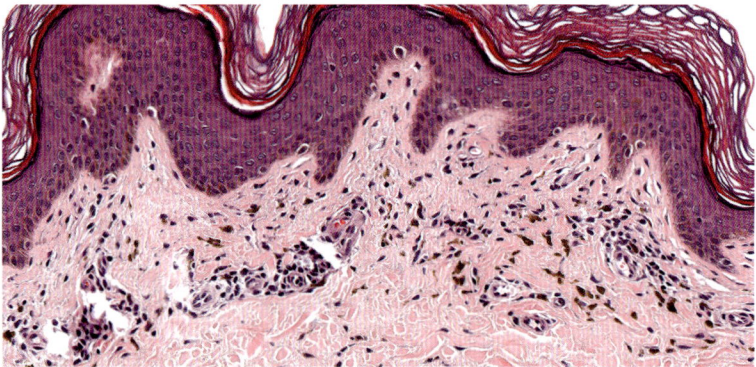

▲ 图 1-21　色素失禁
真皮内见嗜黑素细胞

（十四）表皮侵蚀

多数瘤型麻风的特征为表皮变薄、萎缩，皮突消失，并且伴有肉芽肿扩张。表皮侵蚀指真皮内上皮样细胞肉芽肿挤压、破坏表皮基底层和棘层现象（图 1-22）。

瘤型麻风，表皮萎缩、皮突消失，基底层局部灶状变形，真皮层大量肉芽肿团块压迫表皮（图 2-1）。

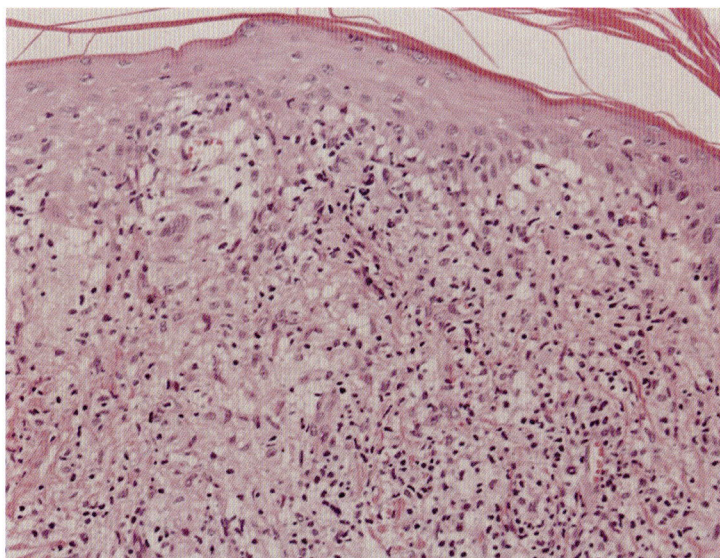

▲ 图 1-22　表皮侵蚀
表皮变薄、基底层破坏，真皮层肉芽肿扩张

二、真皮的变化

真皮内病变与全身其他器官的病变基本相同，因此在真皮中可见到与普通病理中相类似的变化。

（一）血管扩张和充血

当发生炎症性皮肤病时，在真皮内甚至在皮下组织中均可见程度不等的血管扩张和充血现象。血管扩张时血管壁变薄、管腔扩大，管腔中的红细胞往往同时增多，后者即所谓的充血（图 1-23）。对于炎症性病变，在血管扩张和充血的同时，血管周围经常有炎症细胞浸润。

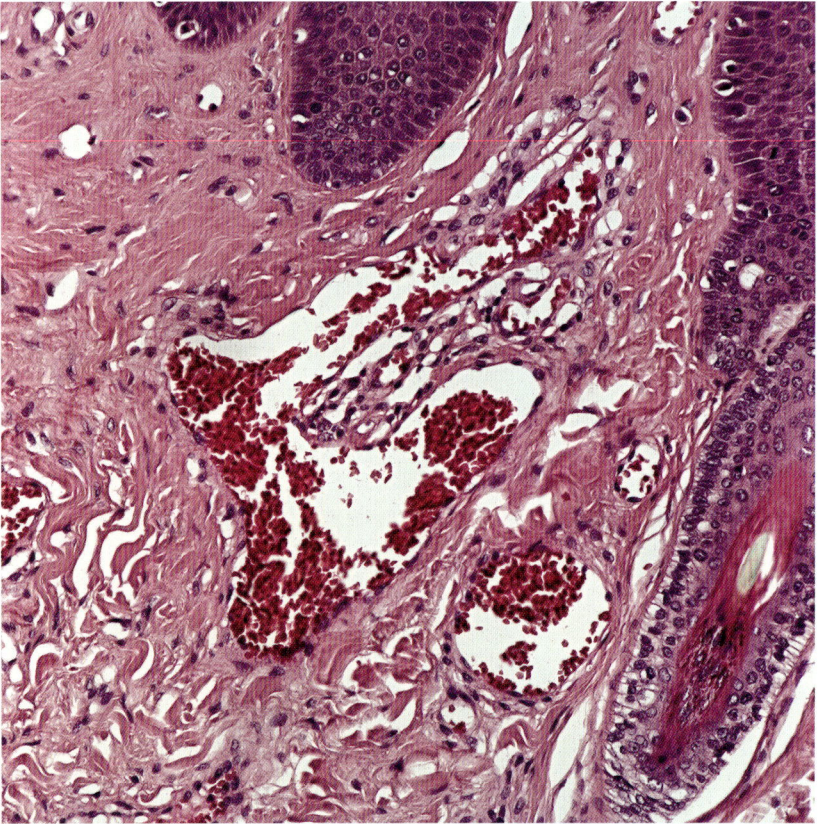

▲ 图 1-23　血管扩张及充血
血管壁变薄，管腔扩大，管腔中见大量红细胞

（二）出血

出血又称溢血，指红细胞溢出管腔进入周围组织。在早期出血的组织中，可见红细胞散在于血管周围（图 1-24）。在陈旧性出血的病变中，则看不到红细胞，仅见含铁血黄素颗粒，若用普鲁士蓝染色，可呈阳性反应。

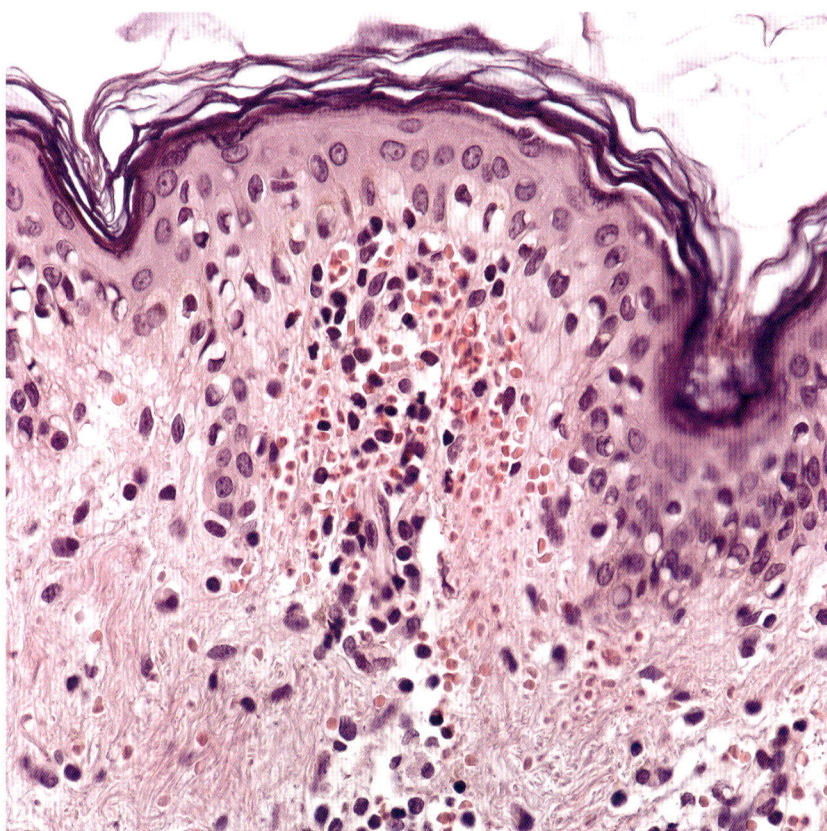

▲ 图 1-24　出血
红细胞溢出，进入周围组织

（三）血管管腔闭塞及血栓形成

血管管腔闭塞即血管内膜增生，管壁增厚，使管腔发生闭塞。若管腔内可见纤维蛋白血栓，即称为血栓形成（图1-25）。

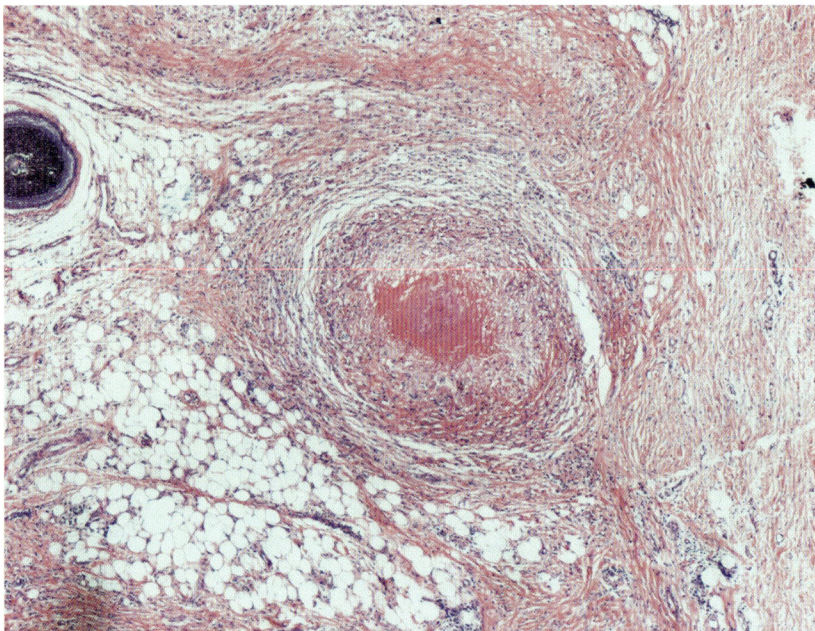

▲ 图 1-25　血管管腔闭塞及血栓形成

血管管壁破坏、增厚，管腔栓塞

（四）淋巴循环障碍

淋巴循环障碍最常见于淋巴管内淋巴液过度充盈，显微镜下可见原来不明显的毛细淋巴管变大且不规则，同时周围伴有内皮细胞腔隙（图1-26）。在淋巴液淤积及淋巴管过度充盈时，常伴有组织水肿。在长期慢性淋巴循环障碍的过程中，往往伴有结缔组织增生及血管周围炎症。

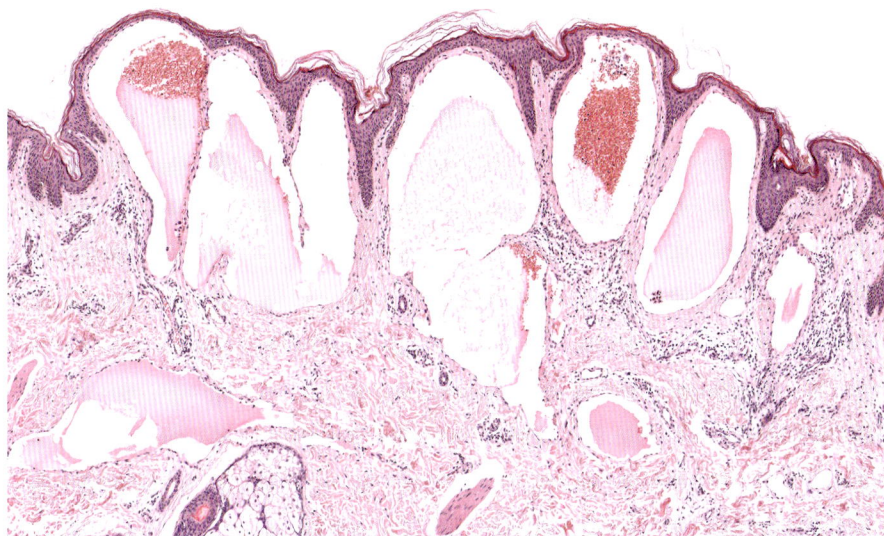

▲ 图 1-26　淋巴循环障碍
淋巴管内淋巴液充盈

（五）表皮下"无浸润带"

当表皮与真皮内出现肿瘤增生、细胞浸润，或其他病变之间存在一条相对没有受病变累及的地带，则称为境界带，在麻风病组织病理中又称为"无浸润带"或 Unna 带（图 1-27）。

（六）真皮水肿

真皮水肿见于皮肤病，特别是炎症反应的病变中，在真皮乳头层乃至网状层，均可见到不同程度的水肿，表现为结缔组织纤维之间的间隙内有液体潴留。同时，纤维本身也有肿胀、淡染（图 1-28）。此外，在结缔组织疏松的区域，也容易发生水肿。

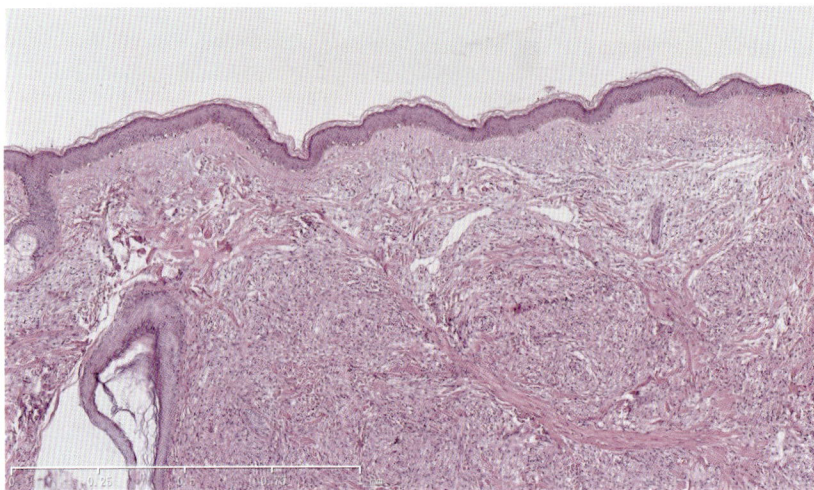

▲ 图 1-27　表皮下"无浸润带"

瘤型麻风，表皮与真皮肉芽肿团块之间见无受累带，真皮肉芽肿团块也称作麻风结节

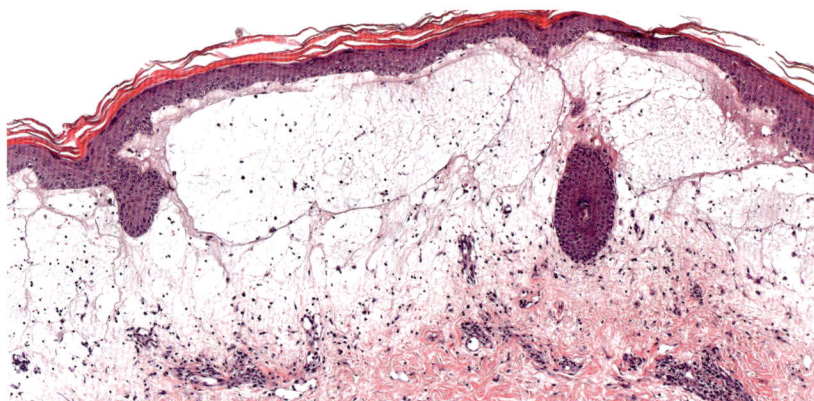

▲ 图 1-28　真皮水肿

真皮如乳头层及网状层结缔组织间隙液体潴留

（七）真皮萎缩

真皮萎缩指整个真皮的厚度减少，主要由于胶原纤维或弹性纤维减少所致，部分患者由于先天缺少结缔组织，也会造成真皮萎缩（图 1-29）。真皮萎缩通常伴有毛囊及皮脂腺萎缩或消失，当真皮萎缩显著时，真皮浅层可出现较大的血管、汗腺，甚至是脂肪组织。

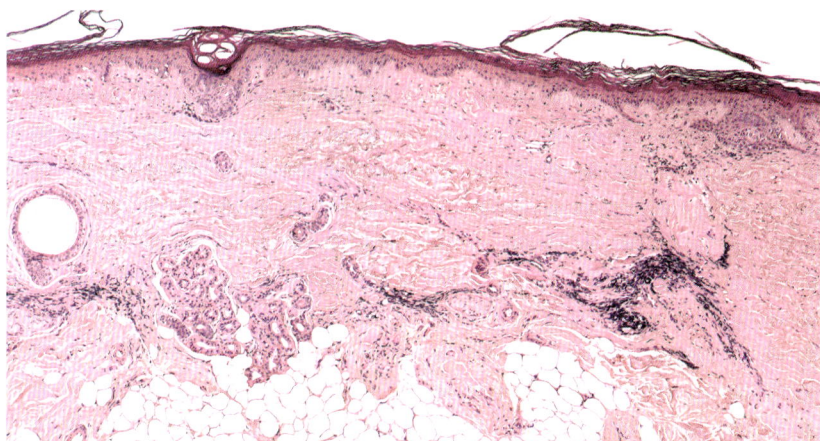

▲ 图 1-29　真皮萎缩
真皮厚度减少，毛囊及皮脂腺消失

（八）纤维蛋白样变性

纤维蛋白样变性常见于各种皮肤血管炎、结节性多动脉炎及其他血管炎性病变中。在 HE 染色时，纤维蛋白样物质呈均质的深伊红色，有很强的折光性（图 1-30）。

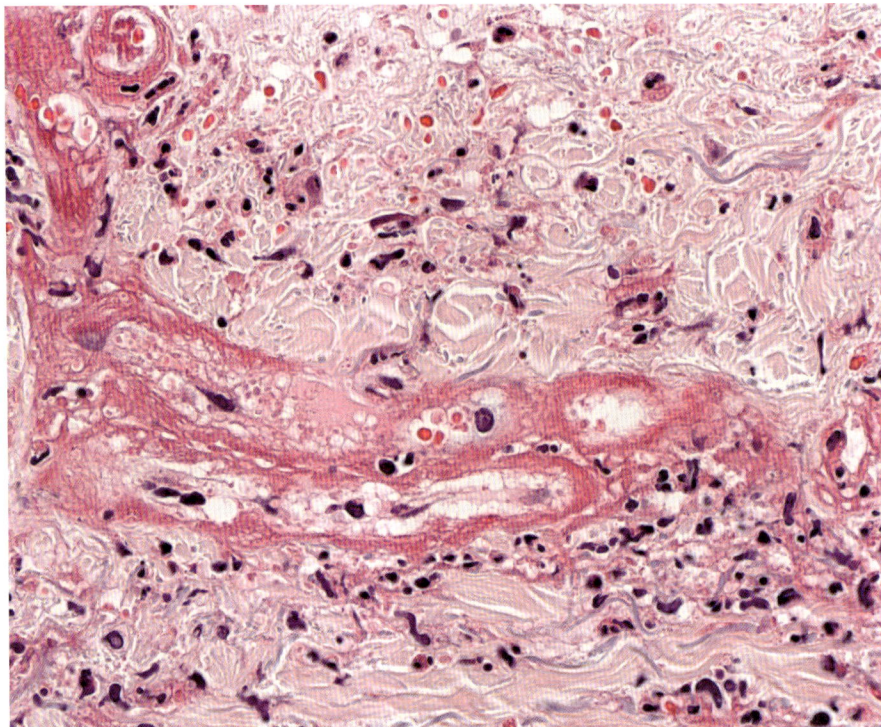

▲ 图 1-30　纤维蛋白样变性

血管炎病变，管壁嗜伊红样物质沉积

（九）黏液变性

黏液变性真皮胶原纤维基质中，由于有黏液样物质沉着而使其间隙增宽（图 1-31）。在 HE 染色时呈蓝色，进行黏蛋白染色（阿辛蓝染色）反应时则为阳性（图 1-32）。

（十）色素沉着

色素沉着指真皮内有黑素及其他色素沉着（图 1-33），这些色素的细微颗粒通常存在于附属器或血管附近，常见有嗜色素细胞存在。

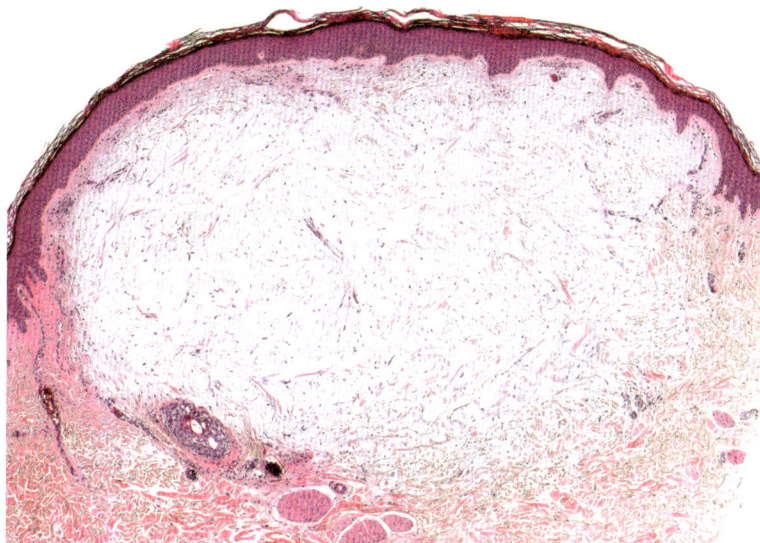

▲ 图 1–31　**黏液变性（一）**
真皮内大量黏液样物质沉积

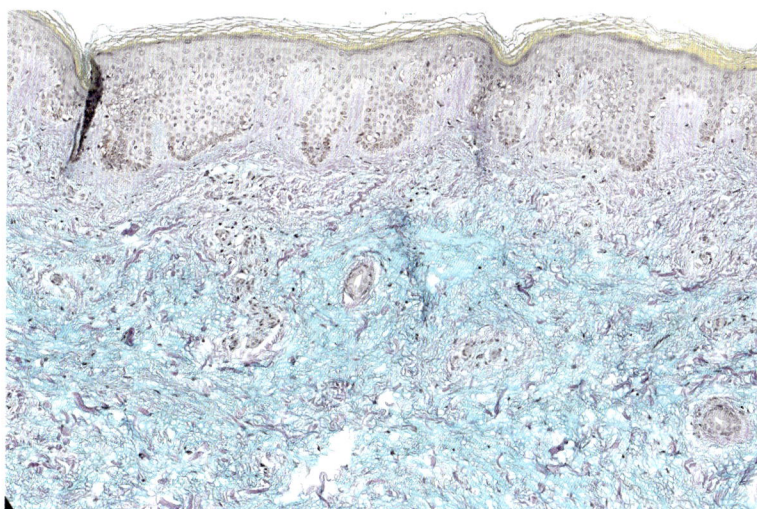

▲ 图 1–32　**黏液变性（二）**
阿辛蓝染色阳性

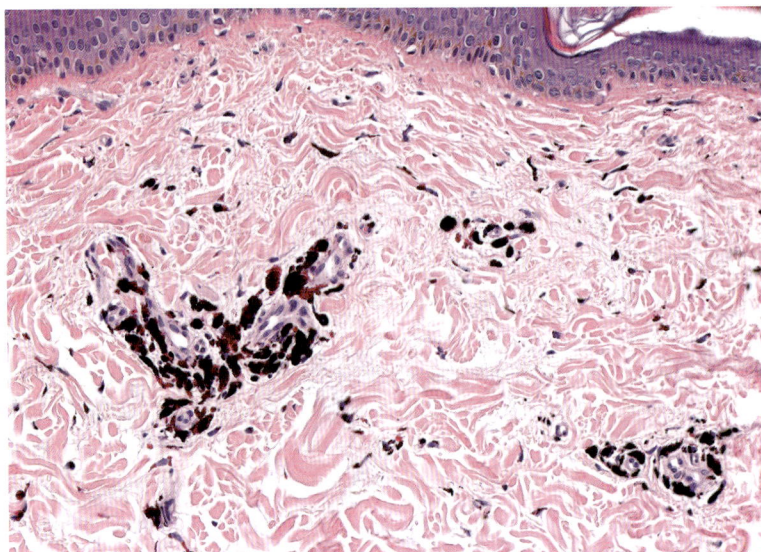

▲ 图 1-33　色素沉着

真皮血管周围黑素沉积

（十一）脂质沉着

脂质沉着即皮肤内出现脂质的沉着（图 1-34），可以为原发性，也可以为继发性。脂质可在细胞内，也可以在细胞外。麻风和黄瘤的泡沫细胞的细胞质内有脂质存在。

（十二）肉芽肿性炎症

1. 肉芽肿或肉芽肿性炎症的特点

(1) 有一定的细胞浸润，包括朗格汉斯细胞、异物巨细胞、上皮样细胞、组织细胞、纤维细胞、浆细胞、淋巴细胞及中性粒细胞等。

(2) 血管变化，包括毛细血管内皮增生、新生血管形成（如肉芽组织）及血管壁增厚等。由于内膜增生，管腔会发生闭塞（如三期梅毒）。

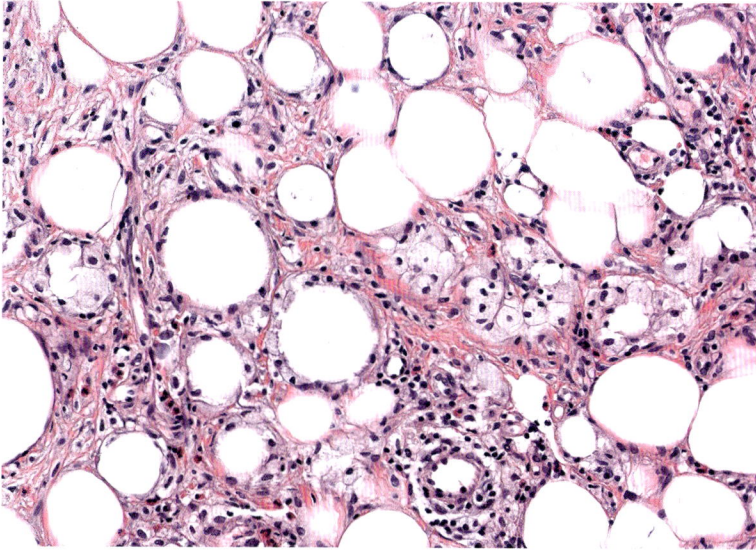

▲ 图 1–34　脂质沉着
皮下脂肪层脂质沉着

(3) 结缔组织变化，包括纤维增生、变性及坏死。根据病原及机体反应性的不同，肉芽肿可表现出某种特殊结构（如结核结节、麻风结节、树胶肿），并具有相对的特异性。

2. 结核样结节与结核样浸润

结核样结节即上皮样细胞聚集成团，外围绕以淋巴细胞浸润，中央无干酪样坏死，朗格汉斯细胞则可有可无（图 1–35）。有时上皮样细胞不形成结节，呈弥漫样分布，且细胞成分排列也无一定规律，故名为结核样浸润（图 1–36）。上述变化可见于结核样型麻风、皮肤结核、梅毒、结节病及深部真菌病等各种肉芽肿病变。

3. 结核结节

结核结节即结核样结节中出现的干酪样坏死（图 1–37），见于某些结核病变。

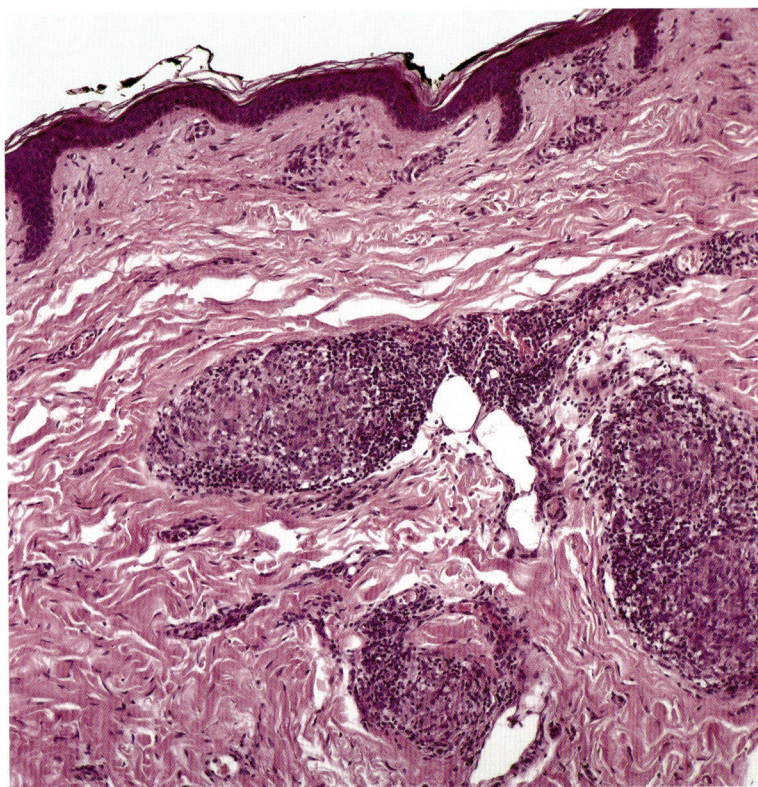

▲ 图 1-35　结核样结节

真皮内上皮样细胞团块，外围绕以淋巴细胞浸润，中央无干酪样坏死

4. 麻风结节

麻风结节或麻风瘤通常是由麻风细胞、泡沫细胞和麻风杆菌形成的肉芽肿（图 1-27）。

（十三）坏死

坏死指机体的某一部分组织或细胞坏死，表现为细胞核和细胞质的溶解。坏死的初始阶段为细胞核固缩，随后崩解成碎块或颗粒状，即核碎裂，最后发生溶解。因此在 HE 染色中，完全坏死的病变部分常呈

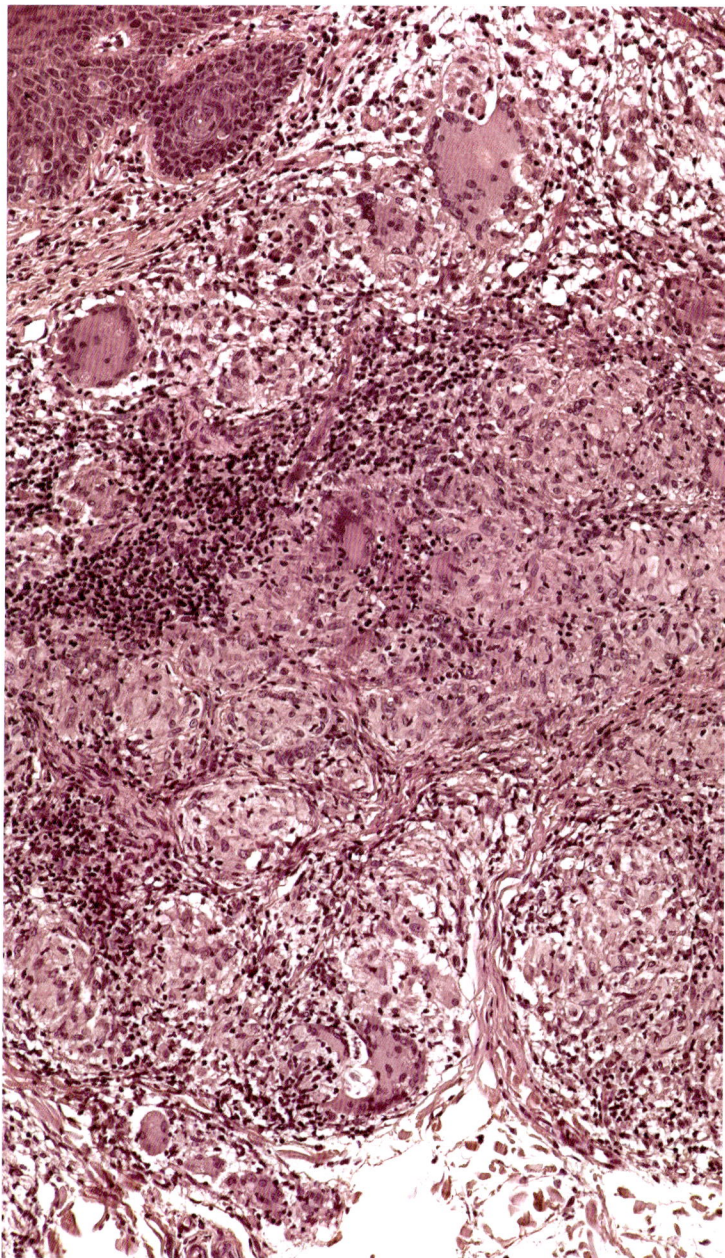

▲ 图 1-36 结核样浸润
真皮内上皮样团块及淋巴细胞弥漫状浸润，可见朗格汉斯细胞，无干酪样坏死

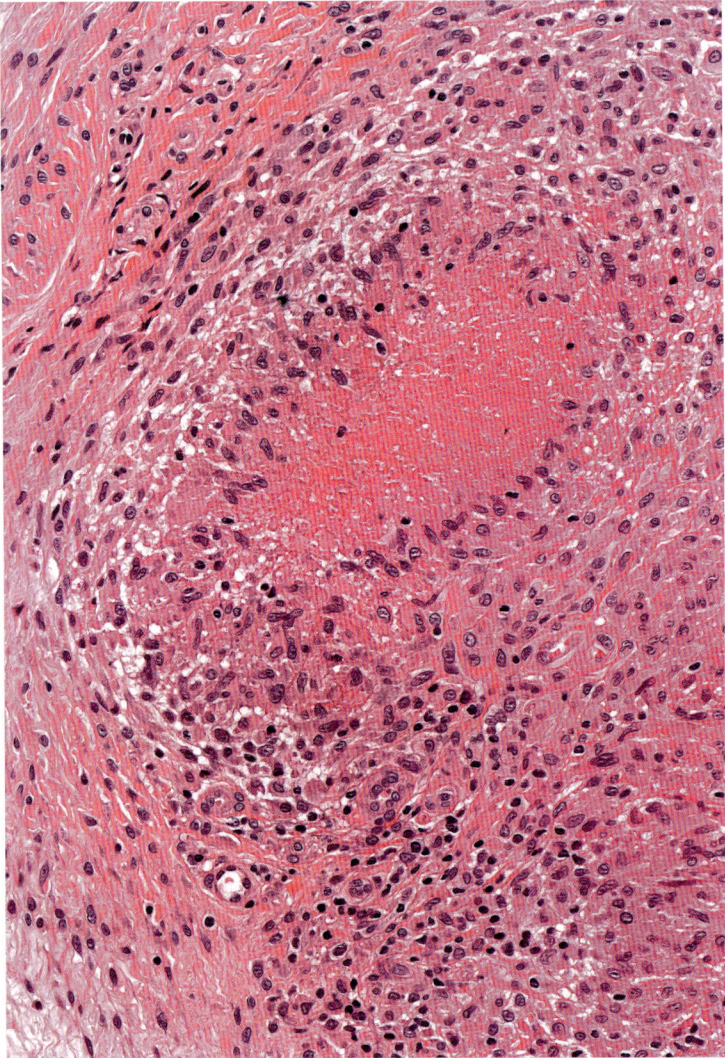

▲ 图 1–37 结核结节

在结核病中，结核样结节的结构中央被完全破坏，此坏死方式称为
干酪样坏死

一片均质无定形的淡红色颗粒状区域。此外，还可见其他两种特殊形
式的坏死，即干酪样坏死和渐进性坏死。

1. 干酪样坏死

干酪样坏死是一种特殊类型的凝固性坏死。坏死部位的所有结构完全被破坏，形成无定形的颗粒状，其中含有大量的类脂质，因而呈现灰黄色，类似干酪样的团块（图 1-37）。在 HE 染色切片内，干酪样坏死呈嗜伊红色，多见于结核和晚期梅毒，以及结核样型麻风的神经损害。

2. 渐进性坏死

在某些肉芽肿性皮肤病中可以见到渐进性坏死，即真皮结缔组织纤维、纤维细胞、脂肪细胞及血管失去正常着色能力，但仍见其正常结构的轮廓（图 1-38）。在坏死病变中无明显炎症，而在坏死的边缘可见组织细胞、成纤维细胞或上皮样细胞呈栅栏状排列。在渐进性坏死程

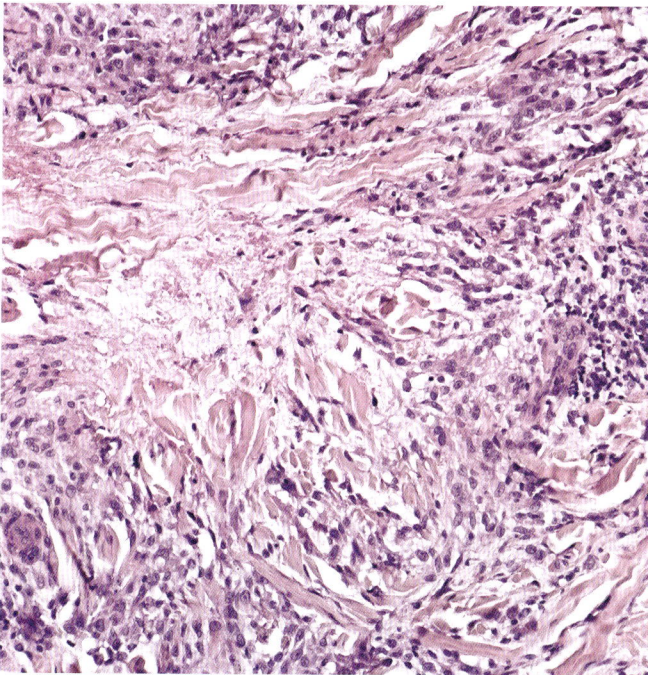

▲ 图 1-38　渐进性坏死

坏死病变中无明显炎症，边缘可见组织细胞及成纤维细胞呈栅栏状排列

度较轻时，病变区域内除可见坏死细胞外，还混有尚能增生并有修复能力的细胞。换言之，渐进性坏死是一种不完全的坏死，渐进性坏死可见于环状肉芽肿、糖尿病性类脂质渐进性坏死及类风湿结节等。

（十四）炎症浸润

在皮肤病理中，炎症浸润除可分为急性、亚急性和慢性炎症外，还可分为以变质为主的变质性炎症、以渗出为主的渗出性炎症，以及以增殖为主的增殖性炎症。

1. 按浸润细胞的性质分类

(1) 单纯性炎症浸润，又名非特异性浸润，浸润细胞主要为淋巴细胞、组织细胞、浆细胞、成纤维细胞及纤维细胞等。

(2) 肉芽肿炎症浸润，为局限性境界清楚的亚急性或慢性炎症，通常又称为增殖性炎症。

2. 按细胞浸润分布分类

(1) 血管周围浸润，在浸润的中央常有血管存在，而且浸润细胞越近血管壁越紧密（图 1–39）。

(2) 弥漫性浸润，浸润细胞不一定围绕血管，而呈弥漫分布，边界也不清楚（图 1–40）。

(3) 块状浸润，又称灶状浸润，即境界清楚的斑块状（图 1–41）。

(4) 袖口状浸润，即在梅毒血管周围及麻风神经周围的浸润，分布如袖口状（图 1–42）。

(5) 带状浸润或苔藓样浸润，细胞浸润一般比较密，呈带状分布。苔藓样浸润，浸润位于表皮下，真皮乳头层内，主要为淋巴细胞排列呈带状。此外，表皮真皮连接界线常模糊不清，基底细胞液化（图 1–43）。

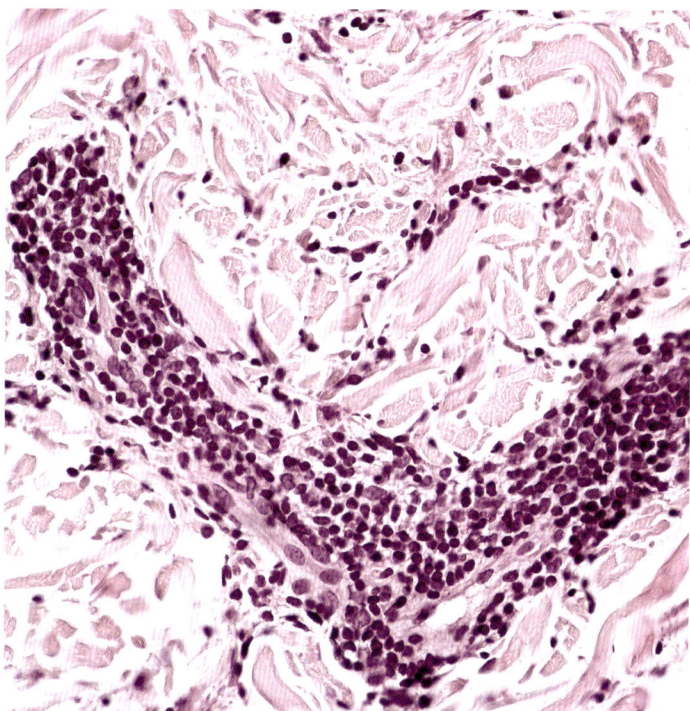

▲ 图 1–39　血管周围浸润

血管壁周围淋巴细胞浸润

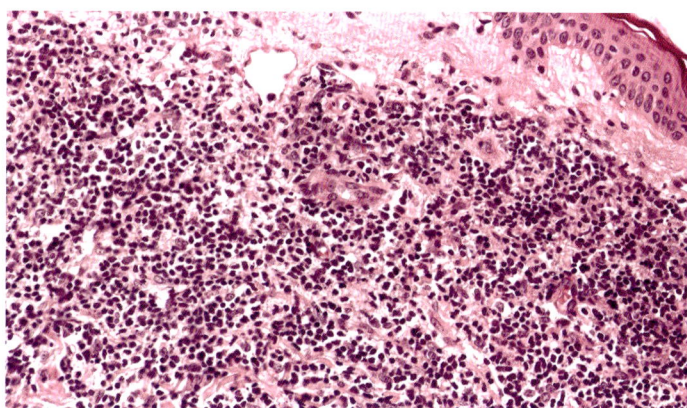

▲ 图 1–40　弥漫性浸润

真皮内炎症细胞广泛浸润，边界不清

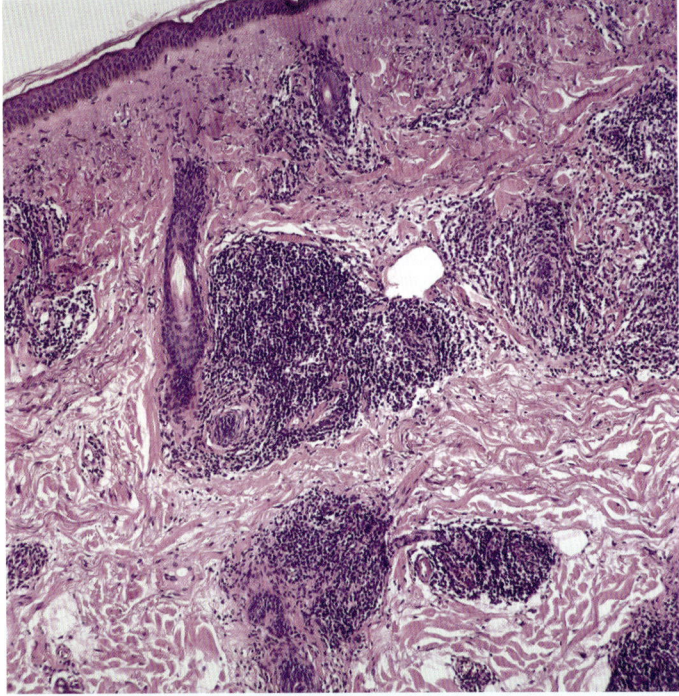

▲ 图 1-41 块状浸润
真皮内炎症细胞灶状聚集

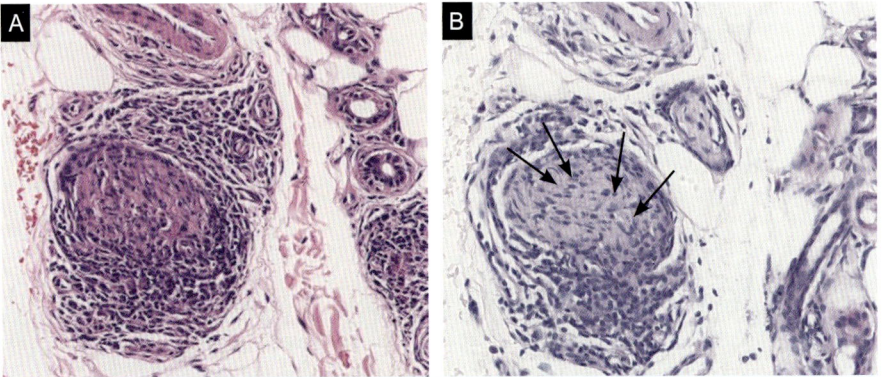

▲ 图 1-42 袖口状浸润
淋巴细胞呈袖口状分布在血管神经束周围

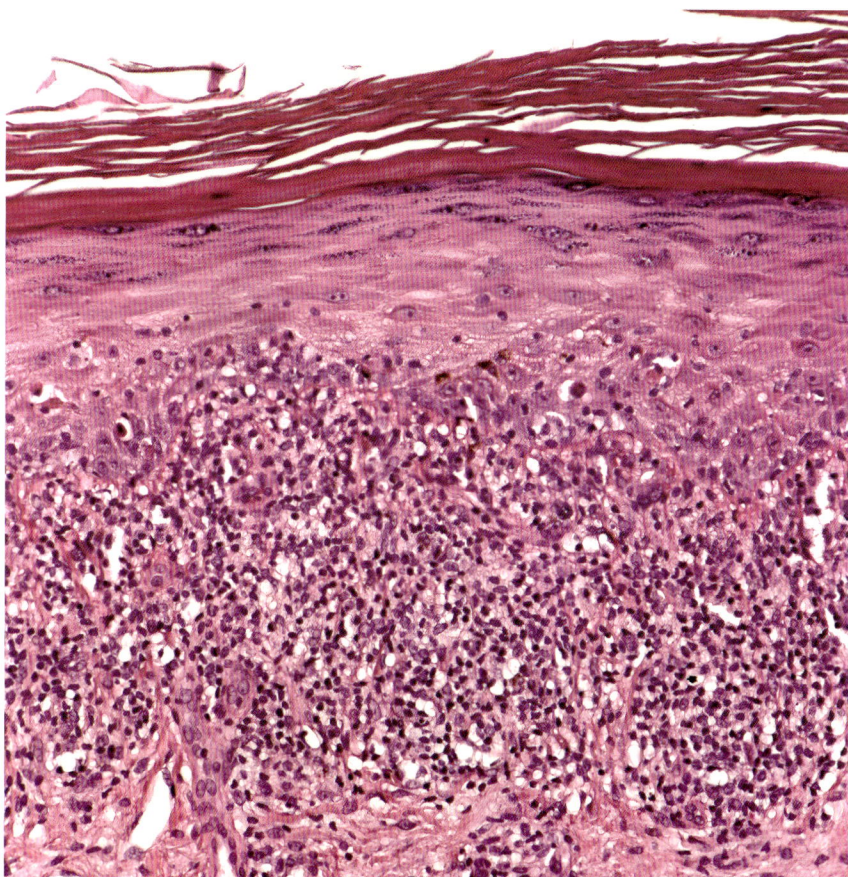

▲ 图 1-43　苔藓样浸润

基底层模糊不清，基底细胞液化变形，真皮内大量淋巴细胞浸润

（十五）血管炎

　　血管炎主要用来描述血管的炎症变化，即除去血管壁增厚、内膜肿胀外，还有炎症细胞浸润到管壁内及发生纤维蛋白样变性等变化（图 1-44）。通常可见到红细胞、中性粒细胞外渗（图 1-45）。严重者可见核碎裂现象，即核尘（图 1-46）。血管炎通常见于血管变态反应。

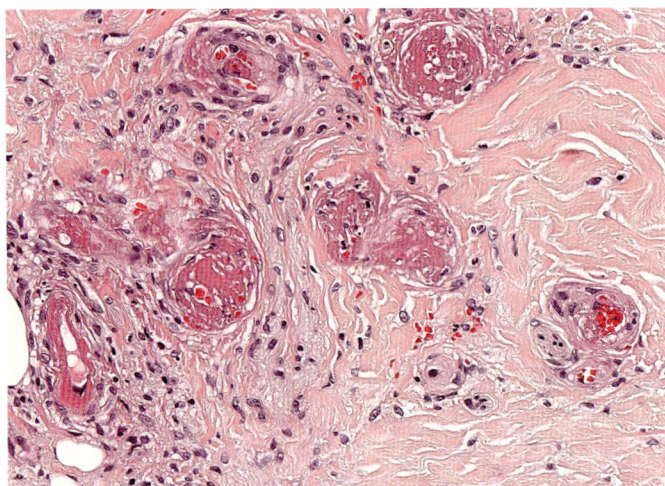

▲ 图 1–44　血管炎
血管壁纤维素沉积

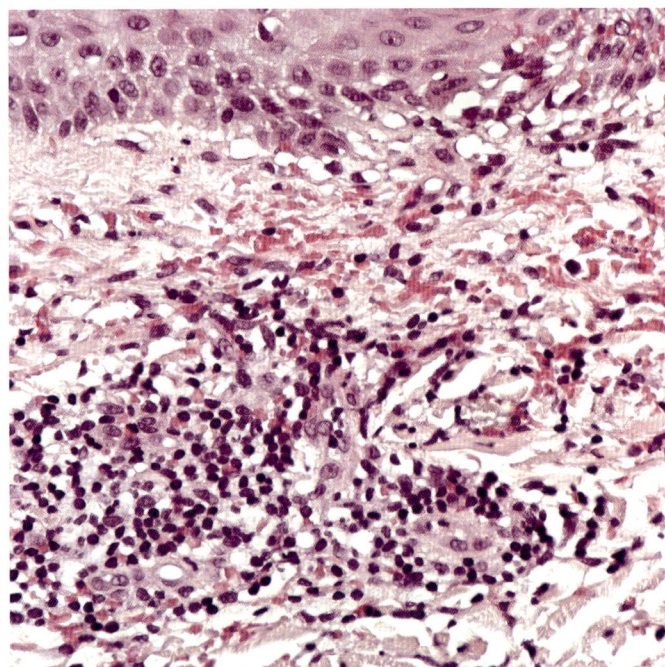

▲ 图 1–45　血管炎
见红细胞外溢

（十六）核碎裂

核碎裂指细胞核破碎，为细胞死亡的象征。核碎裂不仅是表皮细胞可以发生，中性粒细胞细胞核也可破裂成嗜碱性的颗粒（图 1-46）。中性粒细胞核碎裂又名白细胞碎裂，而微细的核染色质颗粒又名核尘。

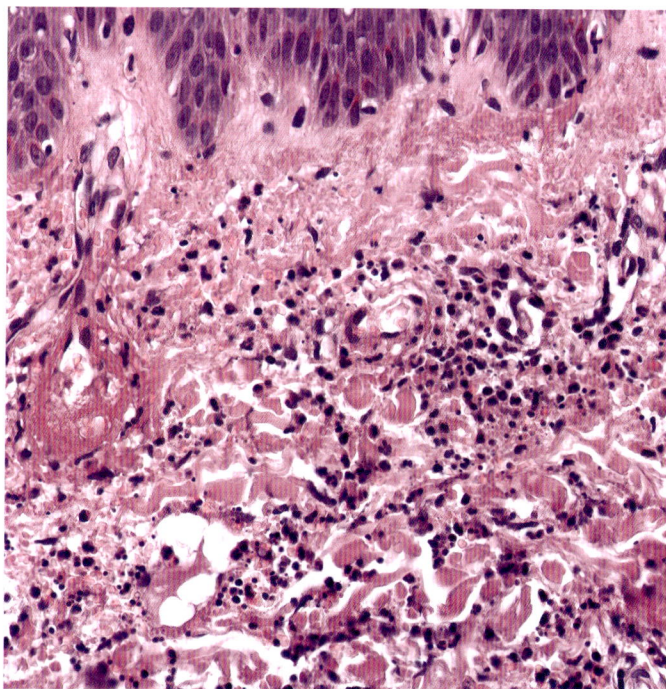

▲ 图 1-46　血管炎
见细胞核碎裂，其细微的核染色颗粒成为核尘

三、常见的病理浸润细胞

（一）组织细胞

组织细胞具有较强的吞噬能力，吞噬后即可成为巨噬细胞，而且能

产生网状纤维。核卵圆形或成肾形，染色质较多。在正常皮肤内有少量组织细胞存在，通常存在于真皮毛细血管周围及胶原纤维束间，细胞质丰富，呈弱嗜酸性，在 HE 染色切片中其边界不清（图 1–47）。但在发生炎症时，组织细胞从毛细血管周围移向病灶部，并可演变为上皮样细胞、泡沫细胞及巨细胞等。

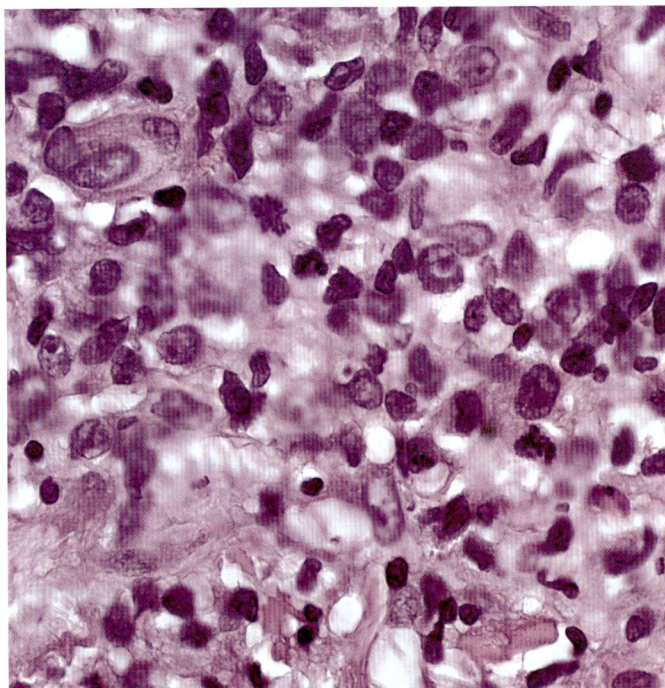

▲ 图 1–47　组织细胞
染色质丰富淡染，细胞形态多样

1. 巨噬细胞

组织细胞吞噬微生物或异物后，即称为巨噬细胞；然而，巨噬细胞吞噬某种物质后，往往又有新的名称。例如，吞噬黑素颗粒后称为噬黑素细胞（图 1–21），吞噬脂质后称为噬脂质细胞。除吞噬功能外，巨噬细胞在人体免疫反应中还有极重要的作用。

2. 上皮样细胞

上皮样细胞由组织细胞演变或分化而来。其核较大，呈椭圆形或肾形，染色质稀疏，故染色淡，或呈小泡状，与上皮细胞的细胞核相似，故名上皮样细胞。上皮样细胞的细胞质丰富，呈嗜伊红性，但边界不清。细胞质可形成胞突，互相融合成合抱现象。常成群出现，排列不规则（图 1-36）。上皮样细胞有吞噬作用。

3. 朗格汉斯细胞

朗格汉斯细胞的直径通常为 100~150μm，较大的细胞直径约 300μm。细胞核排列于细胞质的一边呈马蹄形，细胞质均匀且呈弱嗜酸性（图 1-48）。

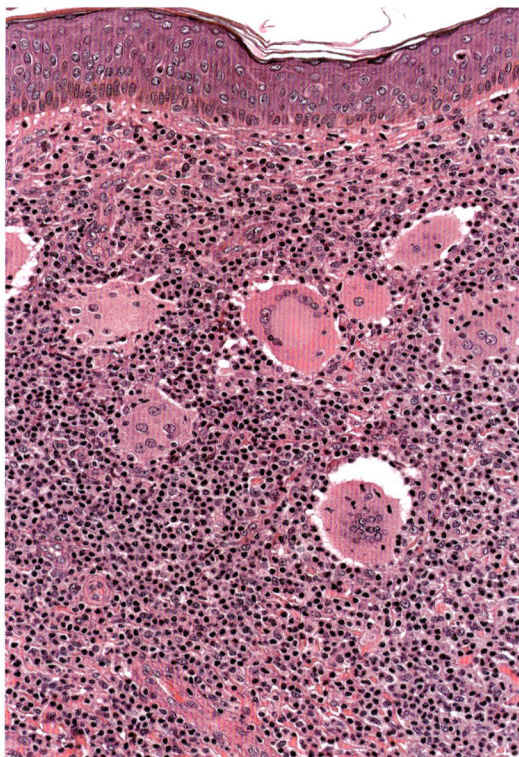

◀ **图 1-48 朗格汉斯细胞**
细胞较大，由多个细胞核排列成马蹄形

4. 异物巨细胞

异物巨细胞由组织细胞融合而成，细胞体大，核多形而聚集成团，或位于细胞边缘，或不规则排列（图 1–49）。

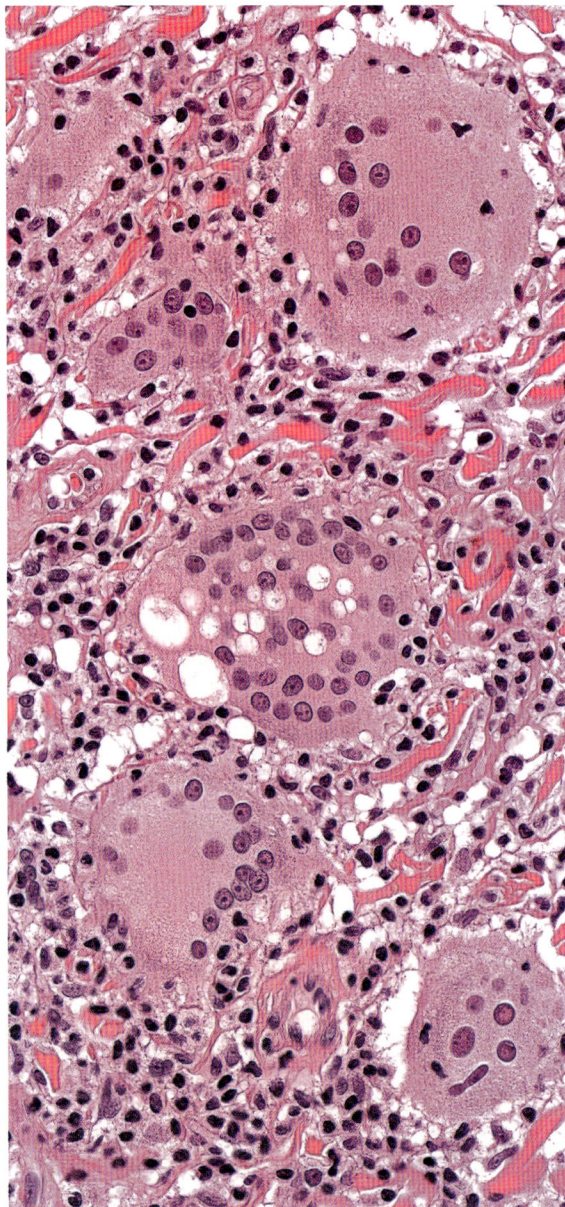

◀ **图 1–49** 异物巨细胞
细胞较大，有多个细胞核
不规则排列

5. Touton 细胞

Touton 细胞为多核的黄色瘤细胞，其细胞核由多个核构成，往往在细胞的中央排列成环状，称为"核环"。"核环"周围的细胞质呈泡沫状，而"核环"中央的细胞质则均匀一致无泡沫（图 1–50），见于黄色肉芽肿等。

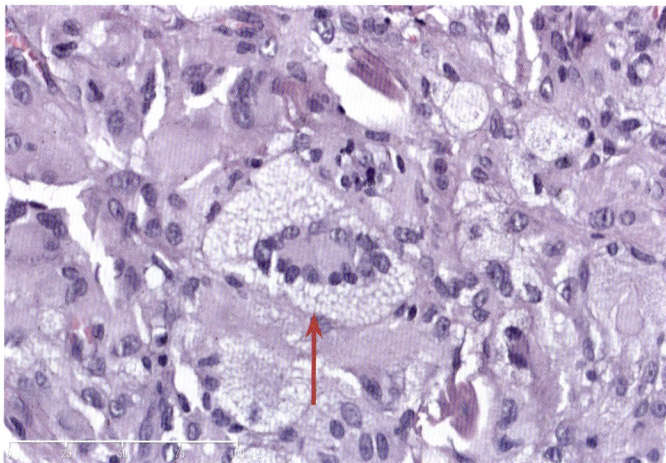

▲ 图 1–50 **Touton 细胞**

细胞核在细胞中央排列成花环状，外围则有泡沫状细胞质环绕，环内细胞质均一

6. 麻风细胞

麻风细胞指组织细胞吞噬麻风杆菌后，细胞尚未泡沫化时则称为麻风细胞。麻风杆菌在细胞质中生长繁殖可形成菌球，此种细胞一般比较肥大。然而在某些皮损中，如组织样麻风瘤，麻风细胞可呈梭形，虽然其细胞质中充满了细菌，但一般不会形成菌球（图 1–51）。

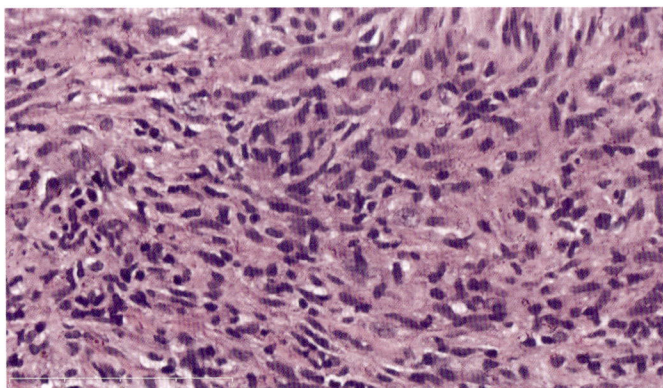

▲ 图 1-51 麻风细胞

组织样麻风瘤中的梭形组织样细胞

7. 泡沫细胞

麻风细胞后期，细胞质变成许多含脂质的小空泡，形如泡沫，故名泡沫细胞。泡沫细胞内可见许多菌球，部分细菌已变形，呈颗粒状，但有时细菌较少，甚至无法观察到细菌。黄色瘤细胞等细胞质内也含许多脂质小空泡，因此也称为泡沫细胞（图 1-52 ）。

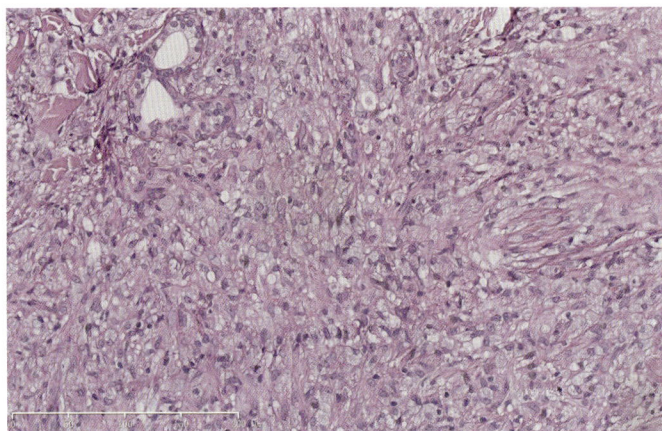

▲ 图 1-52 泡沫细胞

细胞质几乎无着色，仅见细胞核和细胞轮廓

8. 淋巴细胞

根据免疫功能的不同，淋巴细胞可分为 T 淋巴细胞、B 淋巴细胞及其各种亚群，但在 HE 染色切片内，则无法区别（图 1-53）。

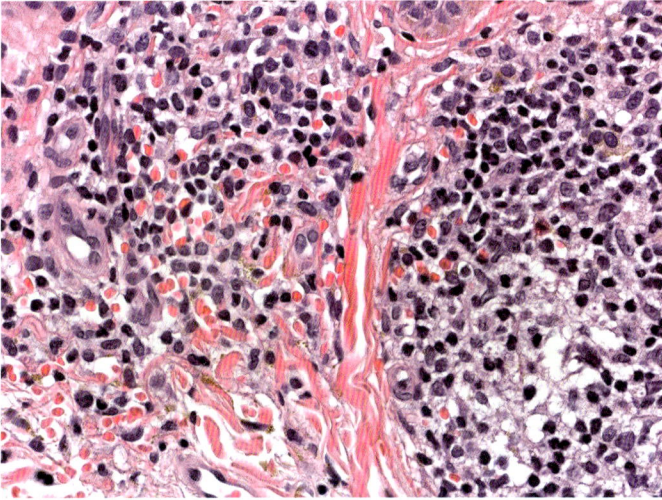

▲ 图 1-53　淋巴细胞

细胞相对较小，呈圆形，细胞核呈强嗜碱性，细胞质少，似乎仅见细胞核

9. 浆细胞

浆细胞由 B 淋巴细胞分化而来，细胞呈椭圆形，细胞质丰富，染色均匀，呈嗜碱性，边界清楚，核圆形，多位于细胞一侧。同时，染色质颗粒粗大，沿核膜分布，染色深，甚似车轮状（图 1-54）。

10. 中性粒细胞

中性粒细胞又名多形核白细胞，细胞圆形（但在病理组织切片中，此细胞游走时，形态不规则），细胞核呈分叶状，细胞质呈轻度嗜酸性，其中有中性细小颗粒（图 1-55）。

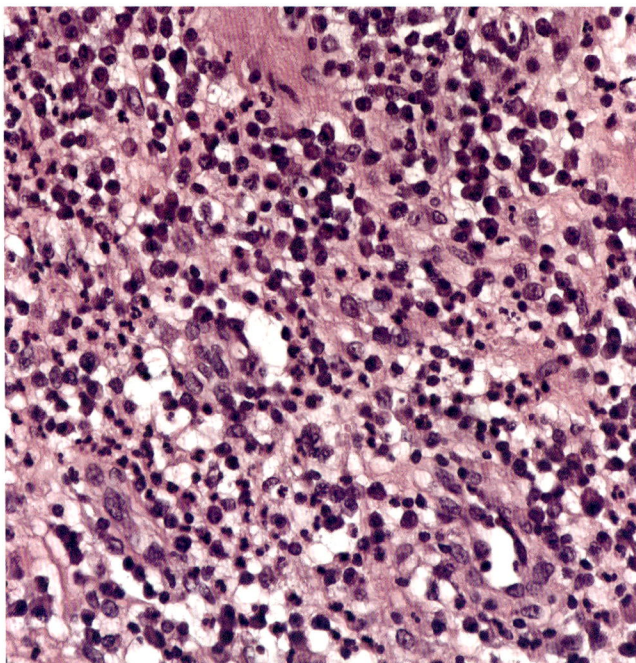

◀ **图 1–54　浆细胞**
浆细胞比淋巴细胞大，有丰富的细胞质，细胞核偏于一侧

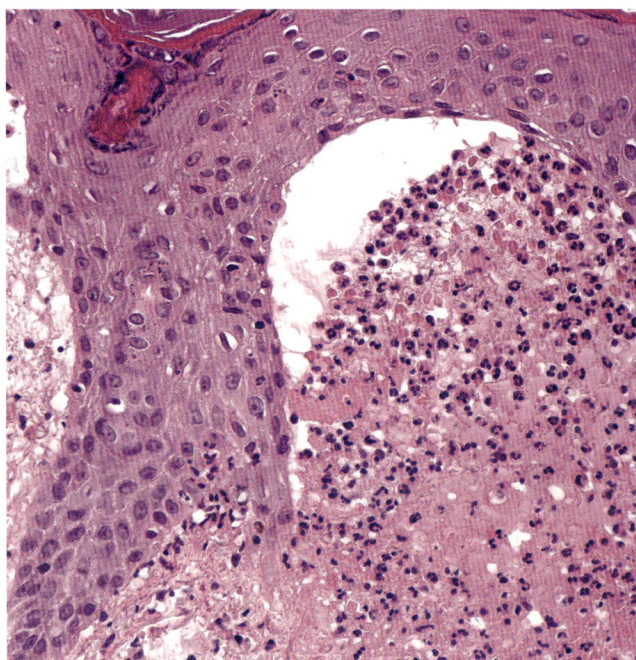

◀ **图 1–55　中性粒细胞**
细胞核呈分叶状，细胞质呈弱嗜酸性

11. 嗜酸性粒细胞

嗜酸性粒细胞呈圆形或类圆形，核可为单核，也可为分叶状。细胞质内有粗大的嗜酸性颗粒（图 1-56）。

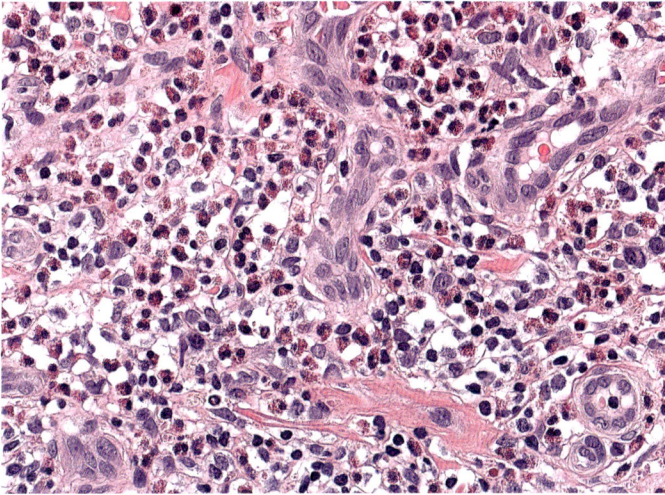

▲ 图 1-56　嗜酸性粒细胞
细胞质中含有较多粗大红染的嗜酸性颗粒

12. 肥大细胞

肥大细胞呈梭形、立方形或纺锤形，细胞质中有嗜碱性颗粒，并有异染性，用吉姆萨染色常可显示出异染颗粒，在 HE 染色时看不到颗粒，因此细胞质呈淡红色（图 1-57）。同时，核呈椭圆形或长圆形。

（二）血管病变

血管炎是一个组织学诊断，指血管壁存在炎症性细胞浸润，并伴有反应性血管壁破坏。血管完整性丧失（致出血），以及管腔闭塞均可能导致下游组织缺血和坏死。血管炎具体类型不同，受累血管的大小、类型和部位也存在差异。

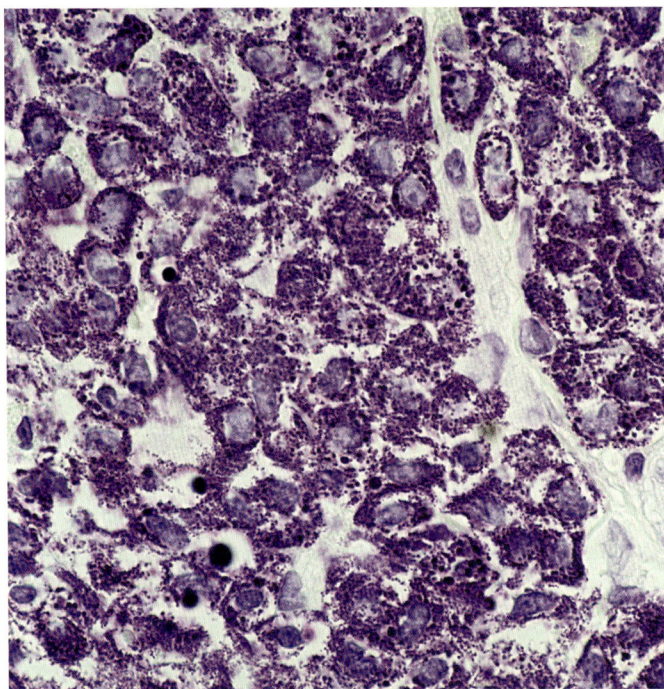

▲ 图 1-57　肥大细胞

细胞呈煎蛋样外观，细胞质呈颗粒状，吉姆萨染色阳性

1. 血管侵袭性炎性浸润

主要表现为白细胞碎裂性血管炎（早期、进展期），可见中性粒细胞浸润，核碎裂和核尘，和（或）淋巴细胞、嗜酸性粒细胞浸润（图 1-46）。

2. 血管壁破坏

血管内皮细胞损伤，内皮细胞肿胀，减少（凋亡）或者脱落（图 1-58）。晚期表现为中等大血管外膜、中间和内膜的炎症，管壁分层（即洋葱皮样），内膜及中膜细胞增生导致管腔闭塞，弹力层缺失形成无细胞的瘢痕组织。

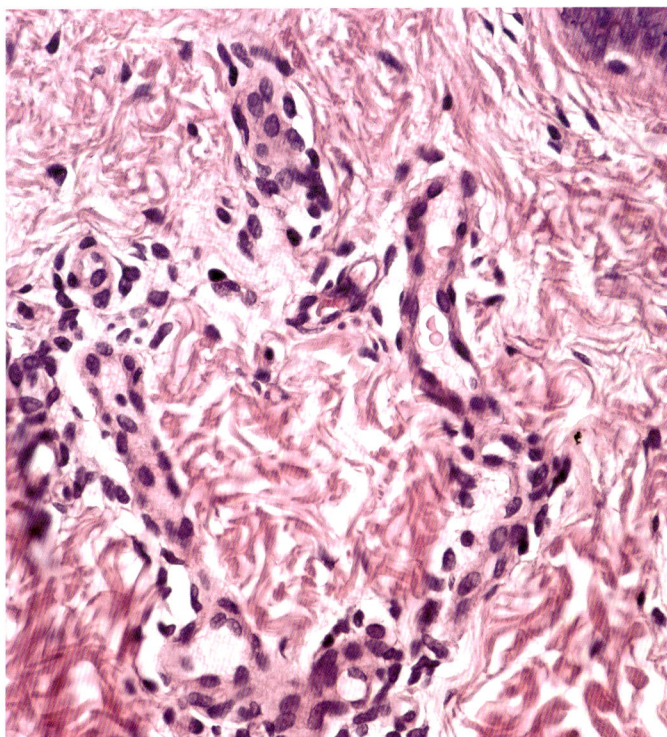

▲ 图 1-58　血管壁破坏
血管内皮细胞肿胀

3. 纤维素样坏死

血管周围和管壁的纤维素沉积，是早期血管炎皮损常见的组织学特征。上述通常由于血浆蛋白蓄积和由凝血因子转化而来的纤维素沉积在被破坏的血管壁而形成的（图 1-44）。

（三）附属器病变：毛囊与汗腺

在皮肤附属器的病变中，常见立毛肌和汗腺的萎缩和排列紊乱，偶尔也有毛囊皮脂腺的纤维化和纤维包裹。同时，对于不同的皮肤附属器，其浸润程度也不相同，汗腺周围的浸润是最常见的（图 1-59），50% 的病例有立毛肌受累（图 1-60），汗腺周围的浸润程度远低于立毛肌。在瘤型麻风中，肉芽肿主要围绕着皮肤附属器，由于肉芽肿的挤压，皮肤附属器发生萎缩。在结核性麻风中，皮肤附属器以炎症细胞浸润和破坏为主。

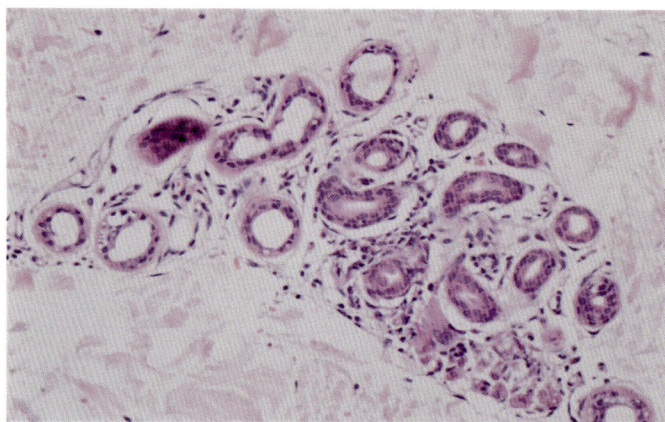

▲ 图 1-59　汗腺受累
汗腺周围淋巴细胞浸润

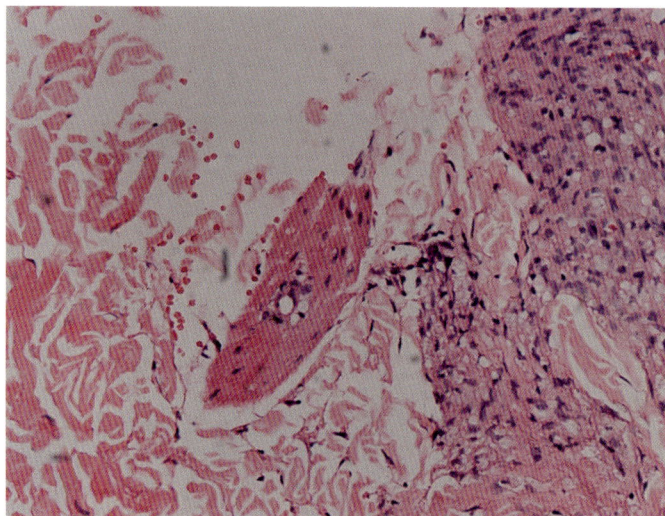

▲ 图 1-60　立毛肌受累
立毛肌内可见少许泡沫样细胞浸润

1. 毛发脱落

各型麻风患者都可出现毛发脱落，尤以瘤型麻风更为常见。毛发脱落的原因包括麻风性肉芽肿炎症破坏或压迫致毛囊血供不良，引起毛囊萎缩。另外，皮肤真皮内神经小支破坏，导致血管舒缩功能紊乱及毛囊营养不良，引起毛囊萎缩。当出现瘤型麻风时，内分泌功能障碍也可致脱发。此外，毛发的脱落与病情成正比。瘤型麻风以眉毛脱落最为常见，在病变早期自眉外 1/3 处开始，先稀疏脱落，逐渐全部脱光，同时睫毛也脱落。瘤型麻风的患者也常见头发脱落，最早脱发的部位在颈后发缘，然后在颞部发际，最后大部分头皮呈斑状脱落，而与颞动脉走行一致的头发和枕部的头发一般不脱落，可能是由于血供较好的缘故。中晚期瘤型麻风患者的胡须、腋毛和阴毛也常见脱落。结核样型麻风一般只在皮损部位出现毛发脱落，如眉部的皮损可致眉毛脱落。

2. 闭汗

由于汗腺被麻风肉芽肿破坏或皮肤植物神经纤维受损，可导致出汗功能障碍，各型麻风皮损都可出现闭汗。临床观察显示，患者正常皮肤处因出汗而有尘土附着，但闭汗部位则常无尘土，因此显得皮肤表面较干净。早期出汗障碍一般与皮损一致或比较局限，瘤型麻风、偏瘤型界线类麻风到疾病中晚期时，由于广泛闭汗会影响散热功能。在炎热的夏天，患者感到闷热难受，部分患者会出现体温上升，腋下、腹股沟等处则代偿性大汗淋漓。

毳毛的脱落与闭汗是结核样型麻风的特征，该特征比组织学表现更充分。对于其他型别的麻风，则应观察毛囊、汗腺有无细胞浸润或破坏。若在组织切片中未发现，则可能是被完全破坏了。但是，应注意与其他的毛囊炎性疾病鉴别。

第2章 麻风组织病理
Histopathology

一、麻风有关病变的组织学基础

（一）表皮侵蚀

为上皮样细胞肉芽肿中的炎症细胞，以不同程度侵袭表皮的基底和棘细胞层，表皮的基底层受到破坏。这是结核样型麻风的一个显著特征，有时可在早期或未定类麻风中出现（图 2-1）。

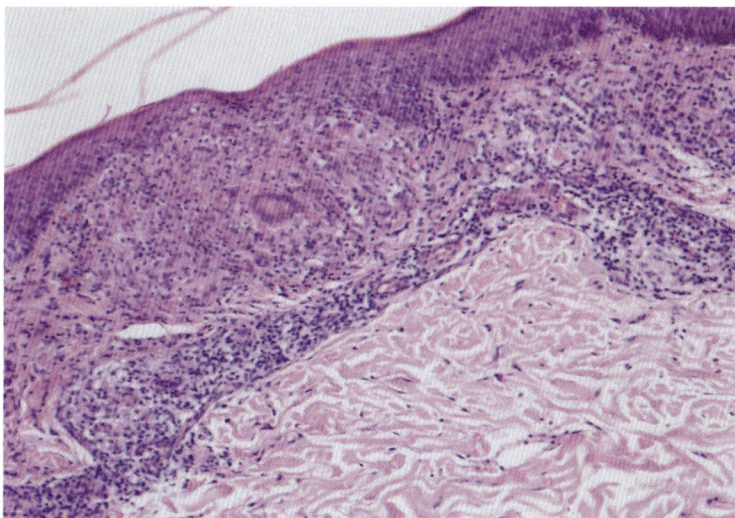

▲ 图 2-1 表皮侵蚀
真皮内肉芽肿团块侵袭表皮，基底层边界模糊

（二）表皮下"无浸润带"

对于结核样型麻风而言，表皮下的浸润总是存在，但偏结核样型线类麻风并非总是如此。中间界线类型麻风、偏瘤型界线类麻风、瘤型麻风可出现表皮下"无浸润带"，这可能与肉芽肿的扩张、挤压有关（图 2-2）。

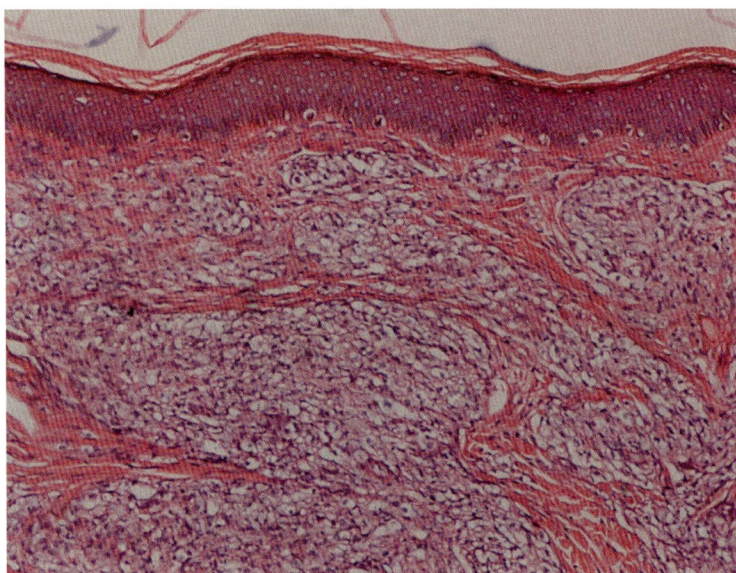

▲ 图 2-2　表皮下"无浸润带"
表皮与真皮肉芽肿团块之间见无受累带

（三）表皮变薄、萎缩并伴有皮突的消失

该表现是许多瘤型麻风的特征，可能与肉芽肿的压迫致表皮受挤压有关（图 2-3）。

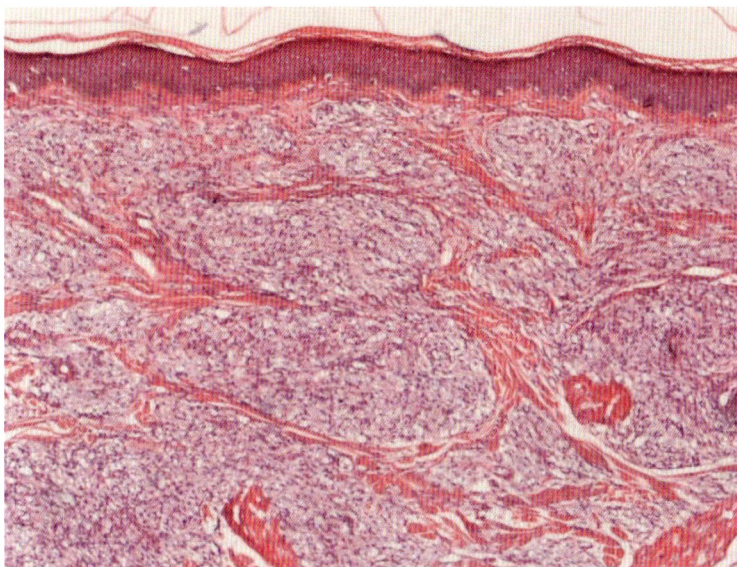

▲ 图 2-3　表皮变薄、萎缩并伴有皮突的消失

真皮内肉芽肿团块压迫、挤压表皮致使表皮变薄萎缩、皮突消失

（四）肉芽肿

巨噬细胞及其分化而成的细胞（如上皮样细胞、多核巨细胞）的聚集，伴或不伴其他炎症细胞的出现。麻风肉芽肿根据形态可分为上皮样肉芽肿与巨噬细胞肉芽肿。早期麻风病皮损的小肉芽肿常位于真皮上、中层的血管周围，可能提示麻风杆菌突破血管神经束，或病变 / 感染处于经血管神经束的扩散阶段。真皮上层血管周围的肉芽肿是感染已建立的标志。

（五）麻风肉芽肿

1. 上皮样肉芽肿

上皮样肉芽肿会出现于结核样型麻风（TT）、偏结核样型界线类麻风（BT）和中间界线类麻风（BB）。上皮样细胞的典型形态随光谱分类位置向瘤型端移动而减弱。上皮样细胞肉芽肿内出现巨细胞，特别是分化好的朗格汉斯细胞及其数量多少，对分型也有意义。TT 中朗格汉斯细胞多而大，BT 中巨细胞小而少，异物巨细胞多于朗格汉斯细胞，BB 中上皮样细胞有时较少，可能存在一些幼稚的巨噬细胞，但不会出现巨细胞（图 2-4）。

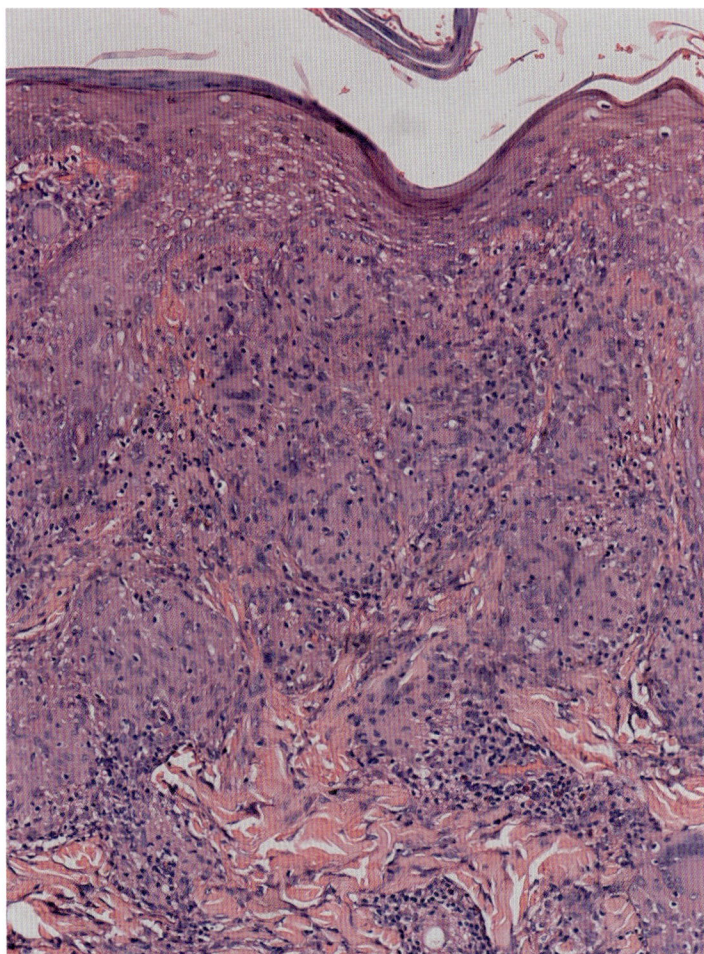

▲ 图 2-4　上皮样细胞肉芽肿
在 TT 中，真皮全层见上皮样肉芽肿，多沿血管方向走行，呈椭圆形

2. 巨噬细胞肉芽肿

巨噬细胞肉芽肿中以巨噬细胞为主，巨噬细胞边界较清楚，如用网状纤维染色，细胞周围可见网状纤维呈网状。在瘤型麻风（LL）及偏瘤型界线类麻风（BL）中，巨噬细胞占优势，在 BB 中虽然有时有许多上皮样细胞，但往往也有相当多的巨噬细胞。巨噬细胞的泡沫化程度与疾病的病变程度和治疗等因素有关。早期 BL、LL 的巨噬细胞肉芽肿往往无明显的泡沫化。晚期 BL 也可出现明显的泡沫化。因此，泡沫化的程度在分型上没有绝对的意义，需要用其他指标进行区别。但总的来看，LL 中巨噬细胞泡沫化的程度比 BL 明显，而且空泡较大。BL 中不出现巨细胞，LL 中偶有异物巨细胞，其中还有脂质空泡（图 2-5）。

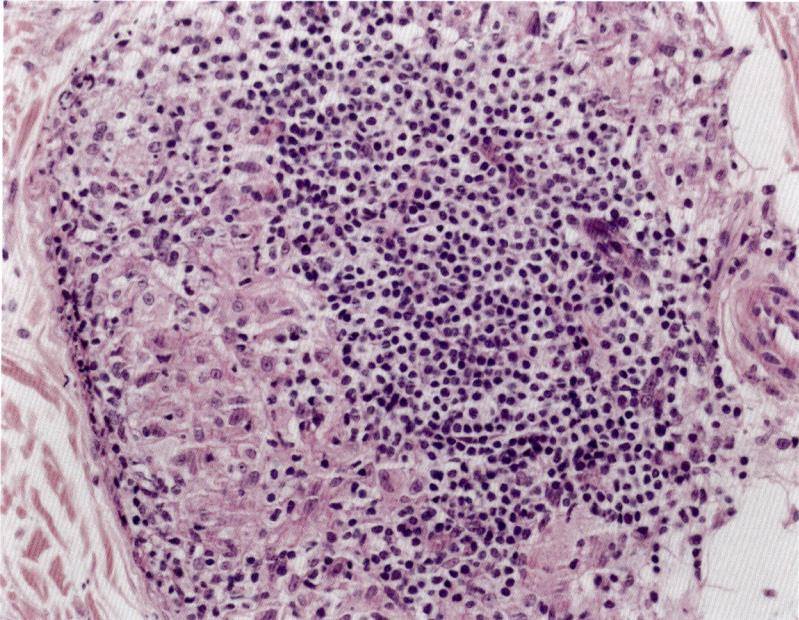

▲ 图 2-5 巨噬细胞肉芽肿
在 BL 中，肉芽肿内以巨噬细胞为主，无明显泡沫化

（六）肉芽肿内的浸润细胞

1. 巨噬细胞

麻风杆菌在单核–巨噬细胞内繁殖，可引起慢性炎症反应，形成肉芽肿结构，并融合成多核巨细胞。巨噬细胞向多核巨细胞演变和分化，是麻风分枝杆菌感染等慢性炎症性疾病的重要特征，是影响麻风免疫反应的关键因素之一。

2. 泡沫细胞

当细菌繁殖减慢，细胞涌入会减少，同时细菌发生死亡与退变。如果巨噬细胞的脂肪逐渐增多，细胞质出现皂化形态，可融合境界清楚的小泡，有时直径可达 100μm，空泡大，脂肪比例大，其中的细菌比例则低。泡沫巨噬细胞可融合，但不常发生（图 2-6）。

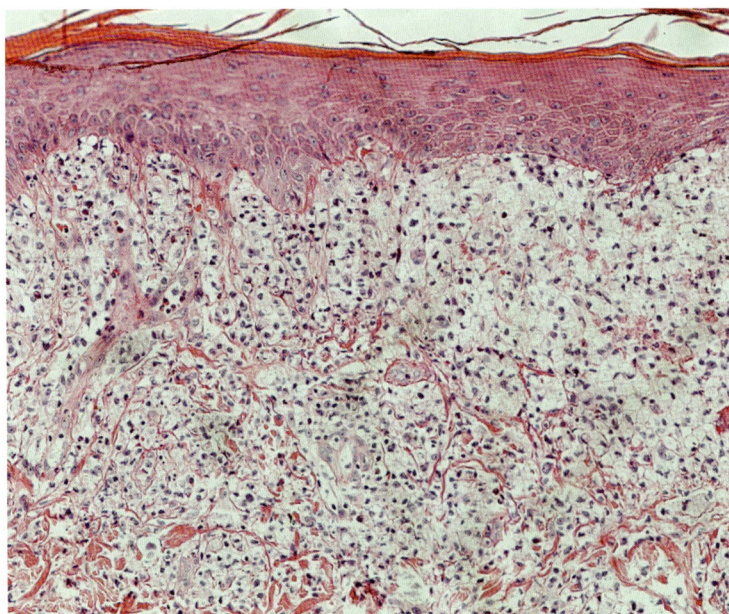

▲ 图 2-6　泡沫细胞
LL 中的泡沫细胞

3. 上皮样细胞

上皮样细胞的生命周期比巨噬细胞短，在退行期不经历类似巨噬细胞的形态改变，仅是简单的死亡和消退。化疗后，TT 肉芽肿迅速地被非特异性炎性浸润替代（图 2-7）。

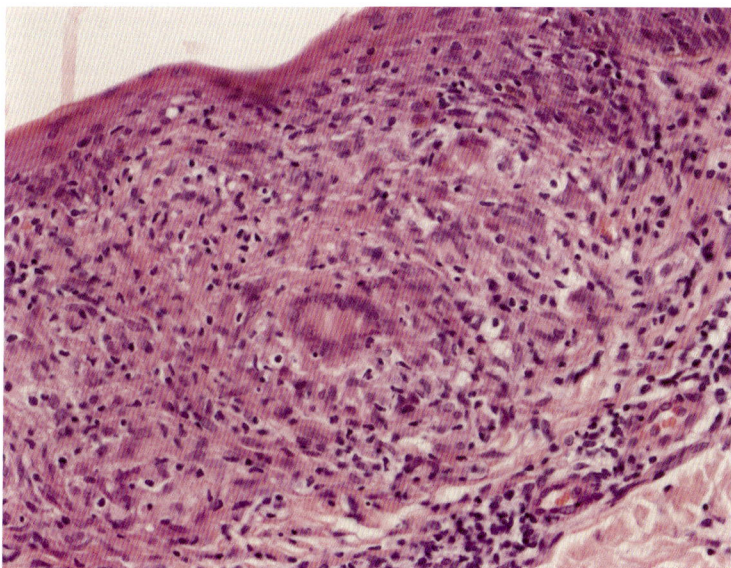

▲ 图 2-7　上皮样细胞

TT 中的上皮样细胞

4. 朗格汉斯细胞

细胞直径为 40～50μm。细胞核形态与上皮样细胞相似，数目可达几十个，甚至百余个，排列在细胞周边部呈马蹄形或环形，细胞质丰富（图 2-8）。

5. 淋巴细胞浸润

肉芽肿内淋巴细胞的数量和分布有助于区别上皮样细胞肉芽肿和巨噬细胞肉芽肿。

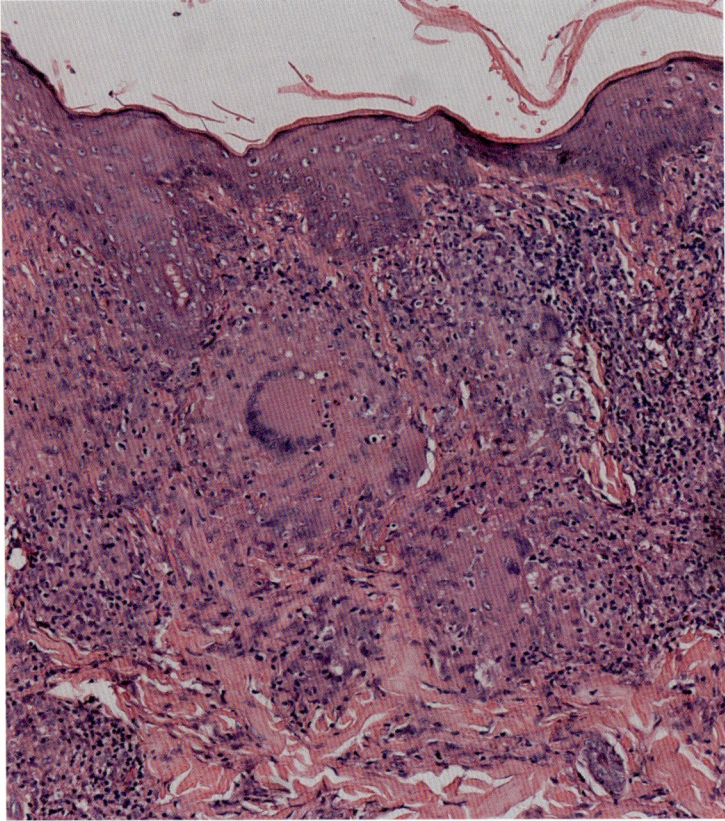

▲ 图 2-8　朗格汉斯细胞
TT 中的朗格汉斯细胞

　　从数量来看，光谱分型中各型麻风的淋巴细胞含量有两个高峰，即在 TT-BT 和 BL；也有两个低谷，即在 BB 和 LL。一般而言，在 TT 和 BT 的上皮样细胞肉芽肿中，淋巴细胞数量均较多，但有时也有程度上的差异，即当淋巴细胞较多时，往往位于上皮样细胞团块周围，但真皮下部更明显。

　　在 BL 巨噬细胞肉芽肿中，可有大量淋巴细胞，多弥散分布于肉芽肿中，也有少量密集成灶状，或扩展到肉芽肿的周边部。有时 BL 可见淋巴细胞呈袖口状围绕在神经束周围，因此值得重视，在 LL 肉芽肿内淋巴细胞则很少见或极少见。

淋巴细胞数量与Ⅰ型麻风反应的升级或降级有联系，升级后的数量增多，降级后的数量减少。发生麻风结节性红斑（ENL）时淋巴细胞增多，尤其是在反应后期真皮深层和皮下组织中浸润明显。因此在 BL 及 LL 切片中，淋巴细胞数量多时，要考虑是否有 ENL 的情况。

了解光谱各型的淋巴细胞亚型，以及与肉芽肿的关系非常重要。尽管存在一些冲突或矛盾，但 TT 皮损以 Th 细胞占优势是一致的，与巨噬细胞同时散在于肉芽肿内，或在肉芽肿周围。对 T 细胞免疫占优势的肉芽肿来说，T 细胞围绕上皮样细胞，充当屏障作用。

（七）麻风病为何存在两类肉芽肿

了解 TT 与 LL 的细胞反应，可推出当宿主感染麻风杆菌后，血中的单核细胞到皮肤中，单核细胞在麻风杆菌的作用下形成早期巨噬细胞。由于宿主的免疫遗传基因参与，早期巨噬细胞产生两种不同方向的分化。

麻风分枝杆菌肉芽肿主要由吞噬及未吞噬分枝杆菌的巨噬细胞、富含脂质的巨噬细胞（泡沫型巨噬细胞）、巨噬细胞演变而来的上皮样细胞，以及多核巨细胞等细胞构成。巨噬细胞根据表面标记抗原不同，可分为经典活化的巨噬细胞（M_1 巨噬细胞）和替代性活化的巨噬细胞（M_2 巨噬细胞）。无论是 M_1 巨噬细胞还是 M_2 巨噬细胞，都可以直接调节周围的微环境，影响 T 细胞的激活和分化的类型。

TT、BT、BB 以 M_1 巨噬细胞为主，破坏麻风分枝杆菌，可见包含相对较少杆菌的有序的上皮样肉芽肿。此型胞内菌感染过程中，被感染的巨噬细胞通常表现出 M_1 巨噬细胞（主要由 Th_1 型细胞因子，如

IFN-γ、TNF-α 等，和一些来源于麻风杆菌的 LPS、脂蛋白等激活），通过细胞调亡和高表达的促炎症细胞因子，如 IL-1、IL-6、TNF-α 和 iNOS，发挥强的杀灭微生物活性。

LL、BL 中 M_2 巨噬细胞占优势，体液免疫反应增强，肉芽肿组织紊乱或弥漫性包含大量杆菌，此肉芽肿称为巨噬细胞肉芽肿。M_2 巨噬细胞（与 Th_2 型细胞因子的反应相关），高表达协同刺激分子 CD68、CD163，抗炎症细胞因子 IL-3、IL-4、IL-10，以及 TGF-β、成纤维细胞生长因子（FGF）-β、精氨酸酶 1、CD209、CD163，通过吞噬凋亡的中性粒细胞，减少促炎症细胞因子的产生，发挥选择性免疫抑制活性。

二、麻风皮损神经病理改变

（一）小神经束受累

由于麻风损害，真皮内细小神经束在受累后，若病变明显，切片中见到特异性改变时，才有一定的价值。神经肿胀是由于神经内出现与真皮内相同的肉芽肿细胞浸润、水肿及神经膜细胞增生所致。如果神经组织内出现干酪样变，多为 TT。神经束膜的层状变和细胞浸润有助于分型判断。在 TT 早期，神经束膜作为一种屏障，很少有细胞浸润。在 BT 时，神经束膜层状变显著，束膜内有淋巴细胞为主的浸润（图 2-9 和图 2-10）。LL 神经束膜可见 "洋葱皮样" 改变，很少有细胞浸润。

（二）结核样型神经炎、瘤型神经炎、界线类神经炎

1. 结核样型神经炎

结核样型麻风的神经炎，往往局限于有皮疹部位的神经。神经内

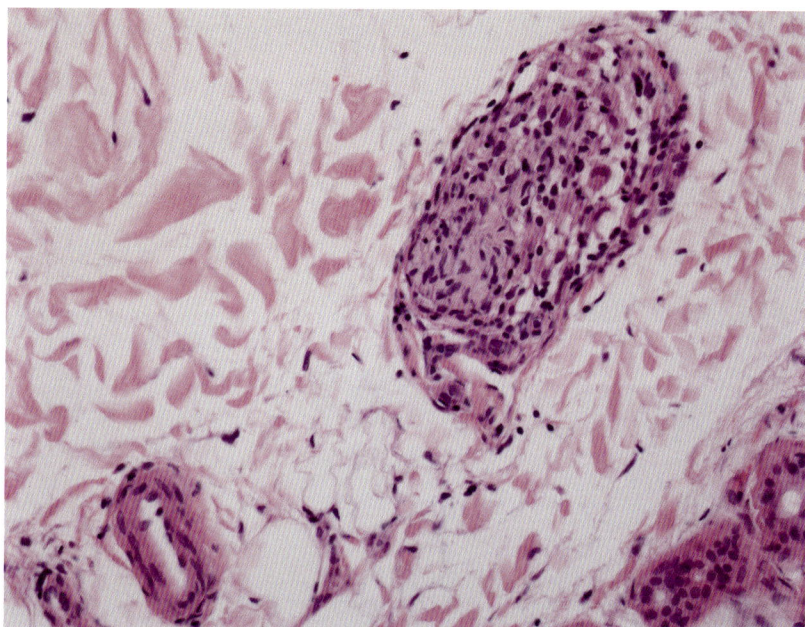

▲ 图 2-9　小神经束受累（一）

细胞走行紊乱，束膜内淋巴细胞浸润

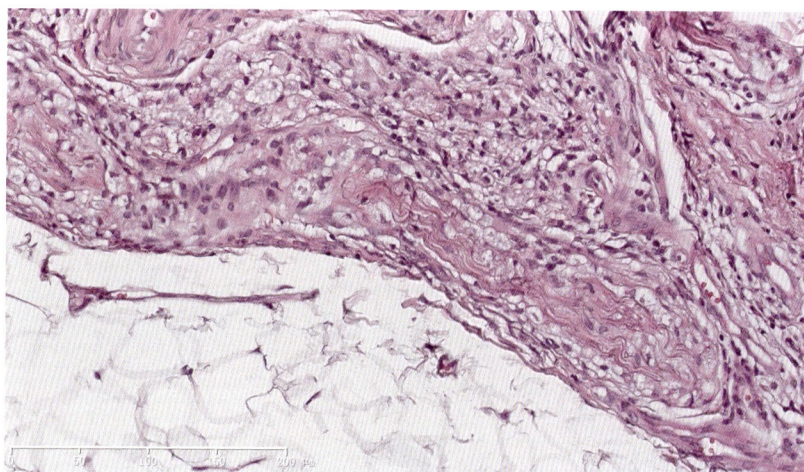

▲ 图 2-10　小神经束受累（二）

神经结构基本破坏

有以上皮样细胞、淋巴细胞为主的肉芽肿浸润，并逐渐破坏神经组织，往往仅留下神经膜细胞，因此需要 S100 蛋白染色，才能辨别残余的神经膜细胞（图 2-11），抗酸染色通常查不到抗酸菌。在活动性皮损中，神经内检查偶尔能观察到极少量的抗酸菌。在痊愈的皮损中，在浅表真皮内的细小神经通常已消失，真皮深部的一些神经则见纤维化，表现为透明变性的结构。

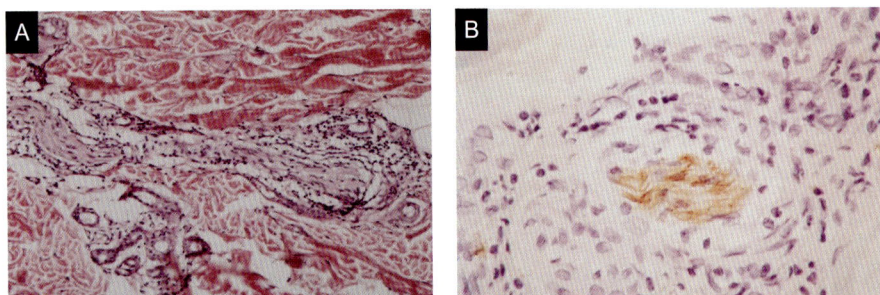

▲ 图 2-11　结核样型神经炎（一）

A. 真皮深层神经束肿大，血管神经束伴有淋巴细胞浸润；B. S100 染色显示肉芽肿内神经

在由多束支组成的神经干中，肉芽肿可侵入几个束支或一个束支的几部分。肉芽肿中大多为上皮样细胞及淋巴细胞，偶见朗格汉斯细胞（图 2-12）。其中可见干酪样坏死或整个神经束支为干酪样坏死所破坏。此种反应是由于对麻风杆菌抗原介导的免疫反应所引起。在某些病例中，全部束支被破坏，导致神经丧失功能。但也可能仅有一个束支或部分束支受到肉芽肿破坏，此后可见明显功能变化，或仅在神经内压力增加和缺血时，会导致暂时性功能消失。

2. 瘤型神经炎

在瘤型麻风中，多数患者的四肢、躯干及面部皮肤受累，病变区域内的真皮神经几乎全部被麻风杆菌感染。真皮深部神经束膜可表现正常，

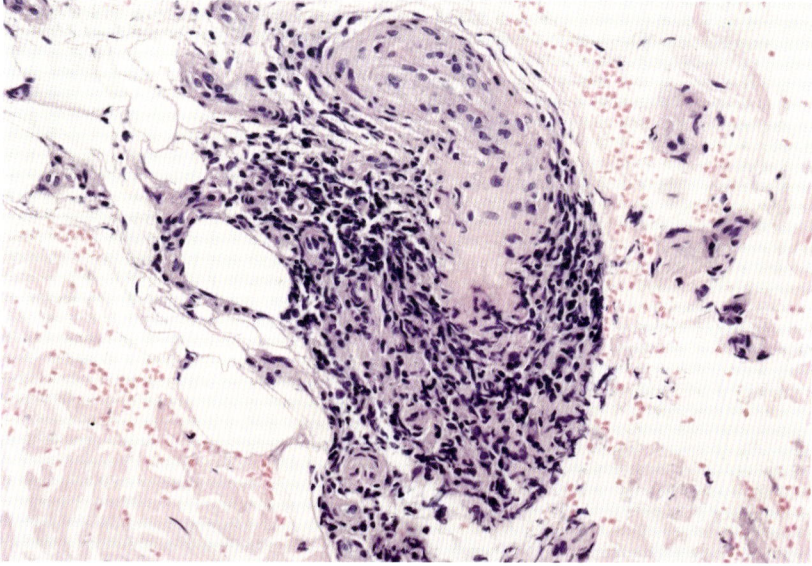

▲ 图 2-12　结核样型神经炎（二）
神经肉芽肿形成

或出现反应性增生，神经束膜细胞变成多层，神经束膜可以表现正常，但偶见巨噬细胞与较少的淋巴细胞（图 2-13）。抗酸染色时，在巨噬细胞、束膜细胞及神经膜细胞内可见许多抗酸菌（图 2-14）。早期可无明显感觉障碍，当病情发展后，由于麻风杆菌在细胞内繁殖，神经膜细胞及神经组织逐渐被破坏（图 2-15），最终引起皮肤感觉广泛丧失。

在神经干内，所有神经束均受累，束膜细胞反应性增生，使束膜增厚及层板化。在疾病初期，仅有轻度淋巴细胞和巨噬细胞浸润，在神经束膜细胞中有较多麻风杆菌。当病情继续进展，若干巨噬细胞会侵入神经束膜，神经实质逐渐破坏并由纤维组织代替。此外，麻风杆菌侵犯毛细血管内皮细胞，引起内皮细胞肿胀、管腔变窄，致使神经组织缺血，这种神经炎症变化进展很慢，因此需要在一定时间后才发生神经麻痹。

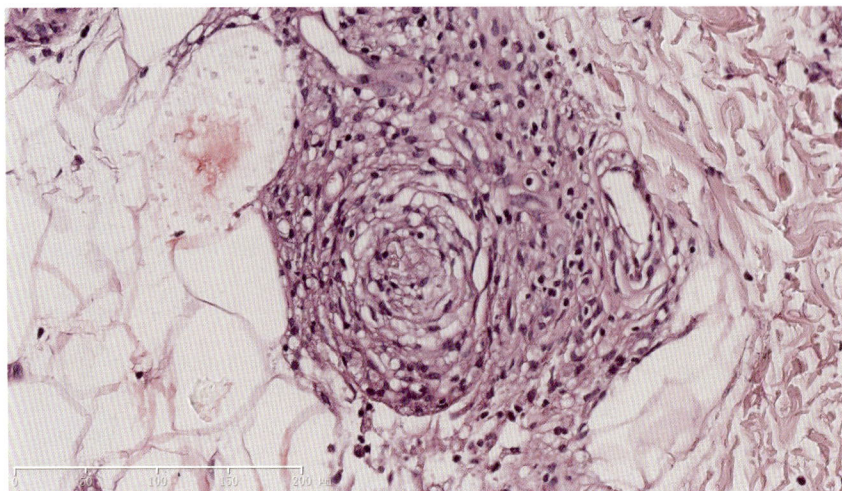

▲ 图 2–13　瘤型神经炎（一）

神经束呈"洋葱皮样"改变

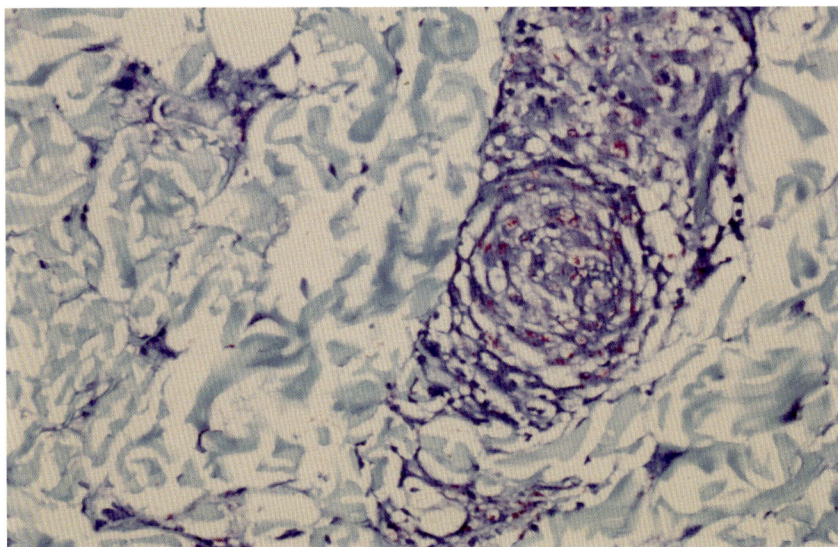

▲ 图 2–14　瘤型神经炎（二）

抗酸染色阳性

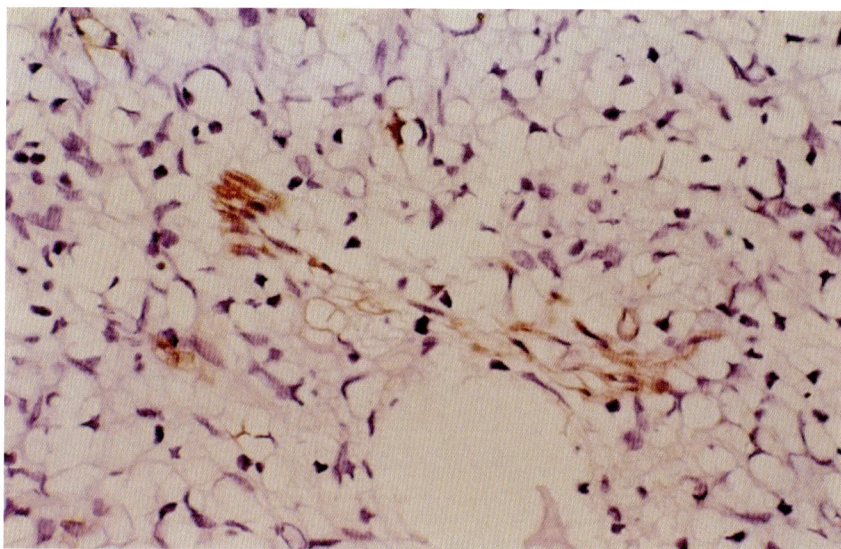

▲ 图 2-15　瘤型神经炎（三）

S100 染色显示残余的神经碎片

3. 界线类神经炎

界线类麻风能产生较重的畸残，通常会有多个神经受累，类似瘤型麻风的全身性病变。此外，也可像结核样型麻风，在短期内造成不可逆的破坏性神经损害。神经干可出现全部或部分束支受累，还可见神经束膜增厚及板层化。神经束膜可见巨噬细胞、淋巴细胞，偶见上皮样细胞浸润（图 2-16）。神经组织病变部分可被肉芽肿破坏，并且不能恢复。神经功能丧失的程度取决于有多少神经组织受到肉芽肿破坏，以及多少神经组织是因为缺血而引起的暂时性麻痹。

（三）神经受累对麻风病诊断的意义

如果仅仅出现施万细胞（Schwann cell，SC）的增生，但 SC 核的走行保留尚好，则为非特异性改变。如果伴有细胞浸润，应警惕麻风

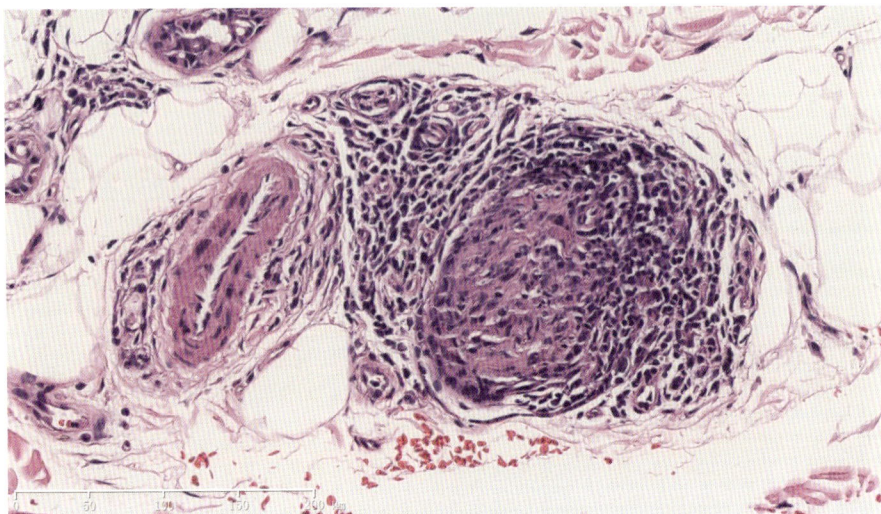

▲ 图 2-16　界线类神经炎

神经束膜增厚、板层化。神经束膜可见巨噬细胞、淋巴细胞浸润

病的诊断。若 SC 核的走行紊乱、神经或神经束已失去有机结构，则是诊断麻风病的有力证据。如果在看似正常的神经周围有成堆的淋巴细胞浸润，也是诊断麻风病强有力的证据。若神经内有麻风杆菌或肉芽肿，则可确诊为麻风病。神经受累比汗腺、毛囊等皮肤附件的浸润诊断意义更重要。

（四）麻风杆菌浸润神经的途径

在感染初期，神经走行保留或尚好，但可见神经外的细胞浸润。随后，麻风杆菌进入巨噬细胞或上皮样细胞，肉芽肿的形成则可破坏神经结构。当麻风杆菌突破神经束膜，侵犯神经内膜后，会突破束膜屏障。通过神经束膜层的淋巴细胞与浆细胞及肉芽肿浸润，使束膜分层，形成了洋葱皮样变。

（五）神经病变的发病机制

周围神经受累是麻风病的特征，免疫和非免疫机制在神经病变中均发挥作用。SC 表达 TLR2，其为麻风杆菌的主要靶细胞。麻风杆菌的 PGL1 对细菌进入 SC 及神经脱髓鞘起到重要作用。麻风杆菌长期寄居于 SC，受其保护而逃避杀灭。最近的研究表明，SC 可以加工并呈递麻风杆菌，将麻风杆菌蛋白及肽重组到 T 细胞。活化的 T 细胞随后作用于被感染的 SC。肿瘤坏死因子 α（TNF-α）及其 mRNA 可促进脱髓鞘反应。在缺乏免疫细胞的培养体系中，可诱导接触依赖性脱髓鞘反应，提示非免疫机制在神经感染的初始阶段发挥作用。此外，在对麻风杆菌的免疫和炎症反应过程中，还可由于细胞水肿而引起"旁观者"类型的神经损伤。

（六）皮损组织中的麻风杆菌

组织病理指数（histopathological index，HI），浸润内菌量记录方法同临床涂片法，用于观察肉芽肿内细菌指数。

1. 细菌密度标准

用 Ridley 对数法计算细菌密度，每一级间相当于 10 倍之差。

(1) 阴性：100 个以上油镜视野未检出麻风分枝杆菌（mycobacterium leprae，ML）。

(2) 1+：平均每 100 个视野有 1～10 条 ML。

(3) 2+：平均每 10 个视野有 1～10 条 ML。

(4) 3+：平均每个视野有 1～10 条 ML（图 2–17）。

(5) 4+：平均每个视野有 10～100 条 ML。

(6) 5+：平均每个视野有 100～1000 条 ML（图 2–18）。

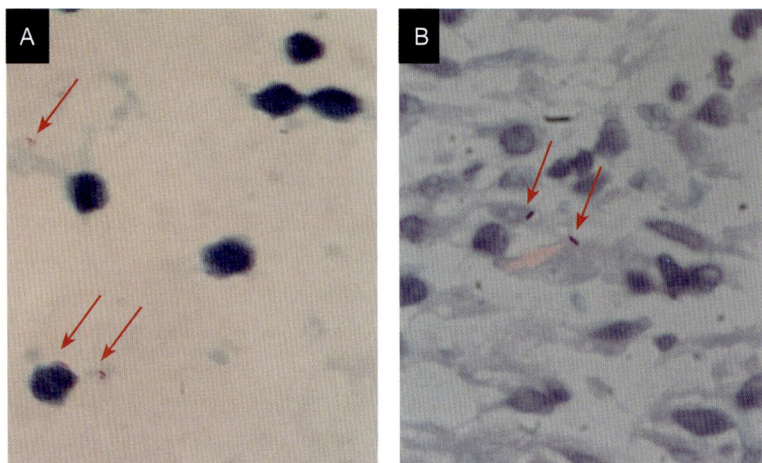

▲ 图 2-17　细菌密度（一）

平均每个视野有 1～10 条 ML，判定为 3+。A. 切刮涂片抗酸染色；B. 组织病理抗酸染色

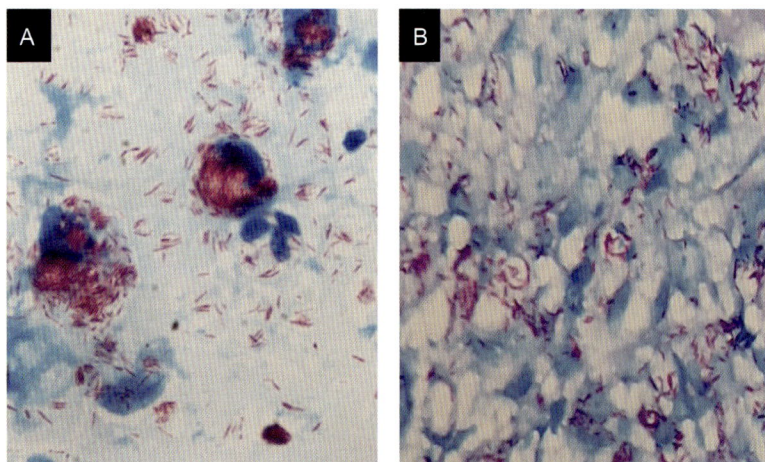

▲ 图 2-18　细菌密度（二）

平均每个视野有 100～1000 条 ML，判定为 5+。A. 切刮涂片抗酸染色；B. 组织病理抗酸染色

(7) 6+：平均每个视野有 1000 条以上 ML，并有大量菌团。

为使结果具有相对的准确性，应检查多个视野。

2. 细菌形态

油镜下可见抗酸杆菌（acid-fast bacilli，AFB）呈鲜红色，需注意细菌的密度和形态，然后按以下方法记录报告。在未治疗的多菌型麻风中，部分染色均匀且着色较深的杆状菌，称为完整菌（图 2-19）。菌体断裂、染色不均匀者，为非完整菌（图 2-20）。一般认为完整菌是活菌，非完整菌是死菌。完整菌占全部检查菌的百分率称为形态指数（morphological index，MI）。由于细菌形态指数较难标准化，一般不要求报告形态指数值。但在报告细菌指数的同时应大体描述细菌的形态，如杆状、粒状、杆多粒少、杆粒相近或粒多杆少等。

组织细菌指数：记录的方法和标准与临床涂片相同。

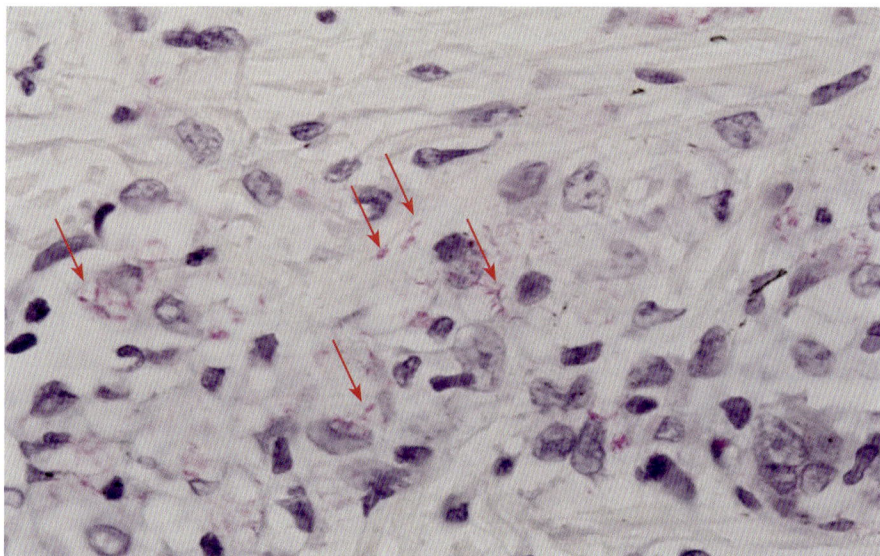

▲ 图 2-19　组织中麻风杆菌（一）

AFB 阳性，菌体着色均匀

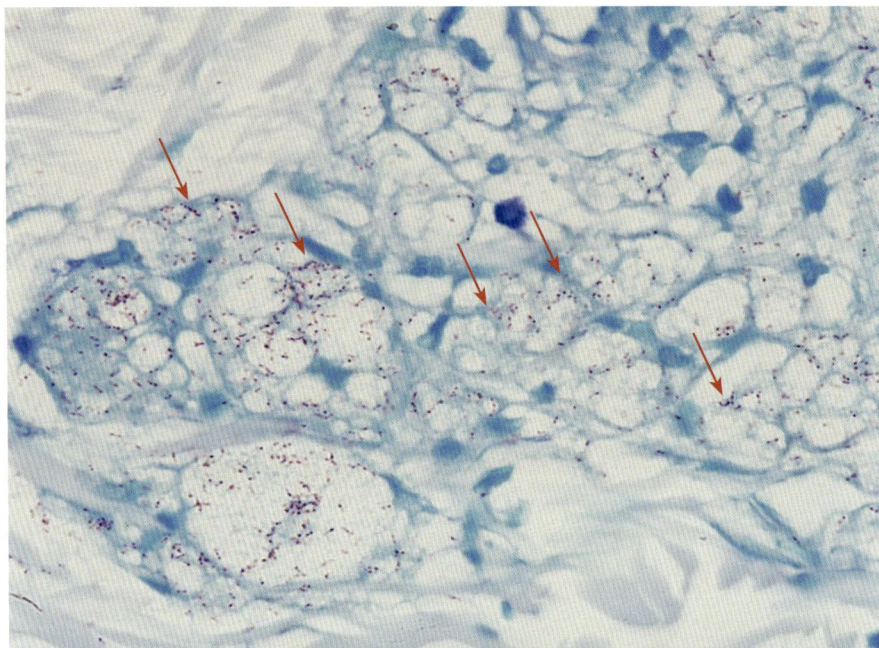

▲ 图 2-20　组织中麻风杆菌（二）
AFB 阳性，菌体断裂、染色不均匀

三、各型麻风病理改变

（一）未定类麻风

未定类麻风（indeterminate leprosy，I）的表皮可部分萎缩或正常，真皮浅、中层有以淋巴细胞为主的非特异性慢性炎症细胞浸润，也可有一些巨噬细胞、浆细胞，偶有嗜酸性粒细胞、中性粒细胞浸润。浸润一般较轻，呈条索状或小灶性，浸润面积较小，可围绕在血管、神经或皮肤附属器周围，尚未发展为肉芽肿（图 2-21）。此外，表皮内偶见呈楔形分布的淋巴细胞浸润。可见皮神经细小分枝较粗大，神经切面较正常

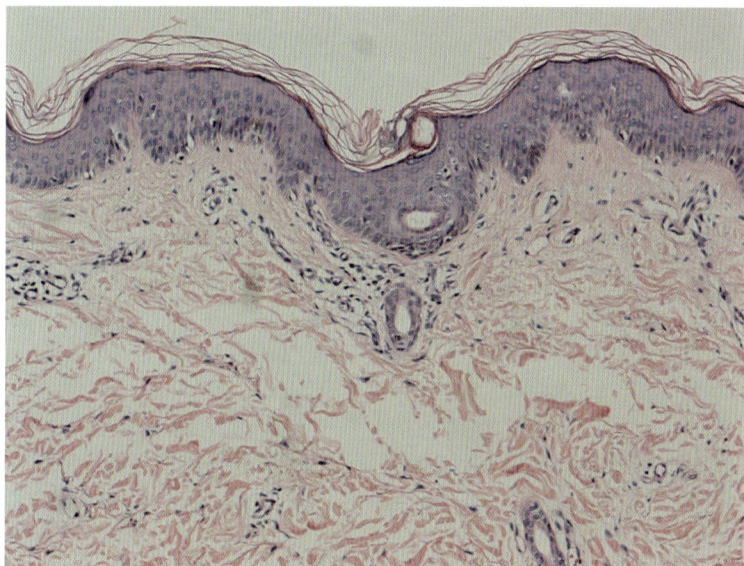

▲ 图 2-21　未定类麻风

真皮浅、中层淋巴细胞围绕血管及附属器的非特异性慢性浸润

皮肤多见，神经周围和神经束膜内有非特异性炎症细胞浸润，神经内浸润较少见，神经膜细胞增生，神经内细胞排列紊乱。常规抗酸染色时，少数病例的炎症浸润区，尤其是神经、立毛肌或者表皮下区，连续切片检查可见 1 条或几条 AFB（图 2-22）。当神经内有大量 AFB 而缺乏组织反应时，提示为早期偏瘤型界线类麻风（BL）或瘤型麻风（LL）。

（二）结核样型麻风

结核样型麻风（tuberculoid leprosy，TT）的表皮大多萎缩，一般没有表皮下"无浸润带"（图 2-23），若肉芽肿累及真皮浅部，则表皮下区常受浸润。此时真皮内上皮样细胞肉芽肿被多数淋巴细胞包裹，或上皮样细胞肉芽肿伴有以下重度超敏反应的表现，即表皮深层相当广泛的受侵蚀呈现表皮侵蚀现象，神经束中心部干酪样变或真皮

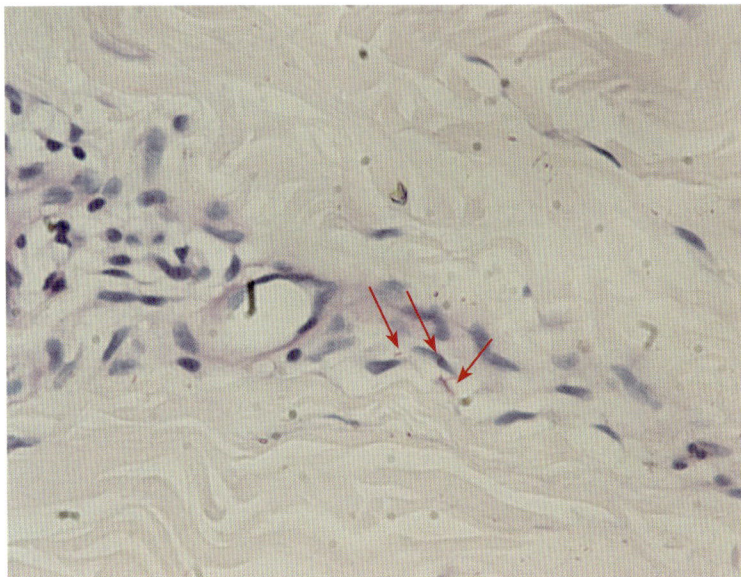

▲ 图 2-22　未定类麻风

神经内可见数条 AFB

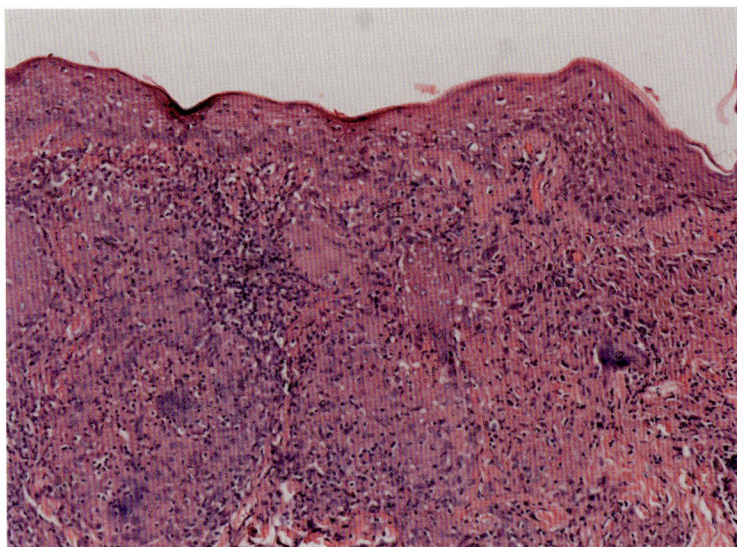

▲ 图 2-23　结核样型麻风（一）

无表皮下"无浸润带"，可见表皮侵蚀

内有片状纤维蛋白样坏死，可见许多大的朗格汉斯细胞（图 2-24 和图 2-25），真皮深层神经束肿胀（直径可＞400μm），神经束膜内围绕着淋巴细胞带。这种神经束膜完整，界限明显，但肉芽肿内的细小神经可能被破坏，难以辨认（图 2-26）。S100 蛋白染色显示神经小支破坏，AFB 常呈阴性，如为阳性则不超过 1+。

（三）偏结核样型界线类麻风

偏结核样型界线类麻风（borderline tuberculoid leprosy，BT）的表皮可轻度或不明显萎缩，表皮下区"无浸润带"可有可无。真皮内上皮样细胞肉芽肿可伴有一些较小的多核巨细胞或中等淋巴细胞，或两者兼有，可见异物巨细胞及朗格汉斯细胞，偶有小片表皮楔状浸润或

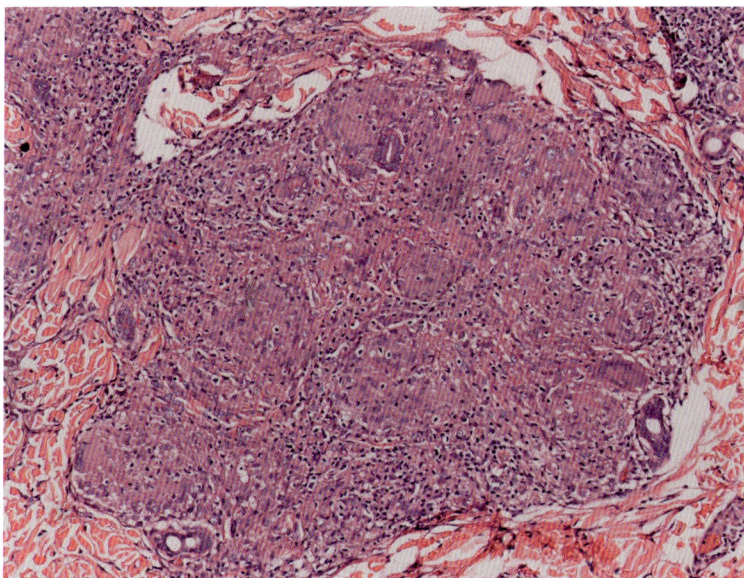

▲ **图 2-24** 结核样型麻风（二）
肉芽肿内大量朗格汉斯细胞

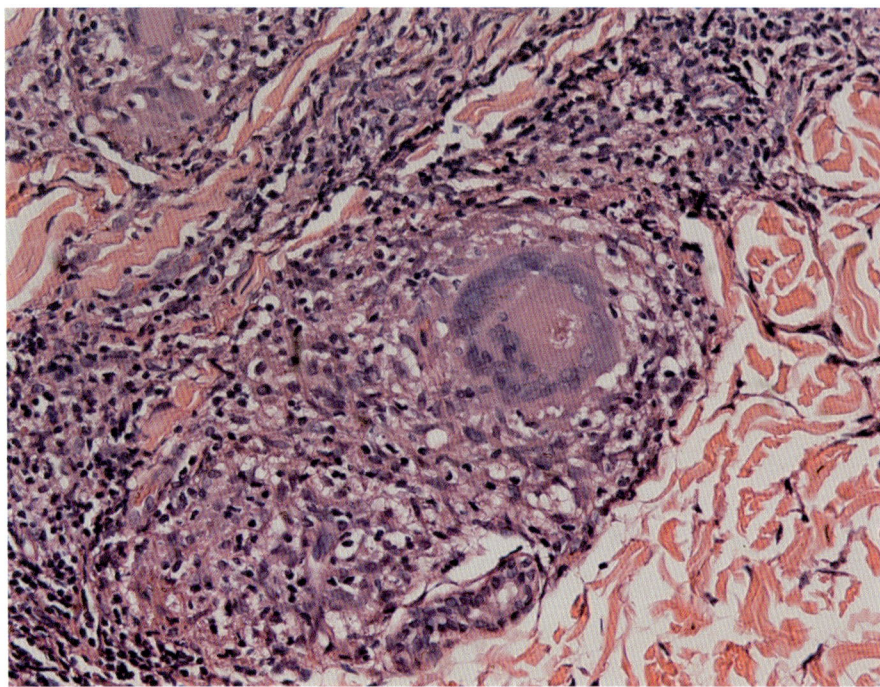

▲ 图 2-25　结核样型麻风（三）

朗格汉斯细胞高倍镜图

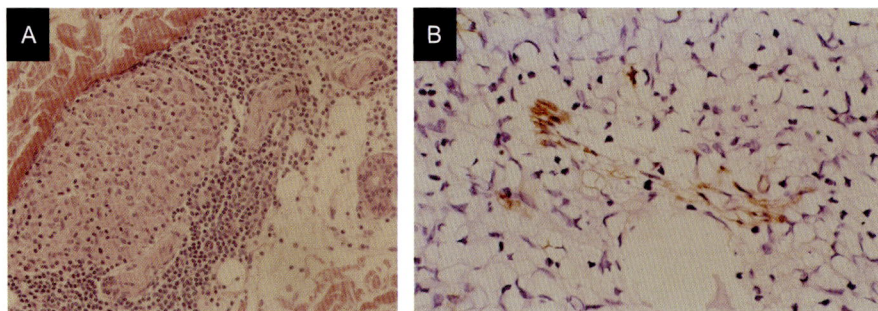

▲ 图 2-26　结核样型麻风（四）

神经束膜完整，界限明显

侵蚀（图 2-27 和图 2-28）。神经中度肿胀，有肉芽肿病变。通常有淋巴细胞浸润，导致神经束膜轻度层状变，神经的病变常可以辨认，但也可能仅有神经膜细胞增生（图 2-29）。细菌指数（BI）为 0～2.5+。

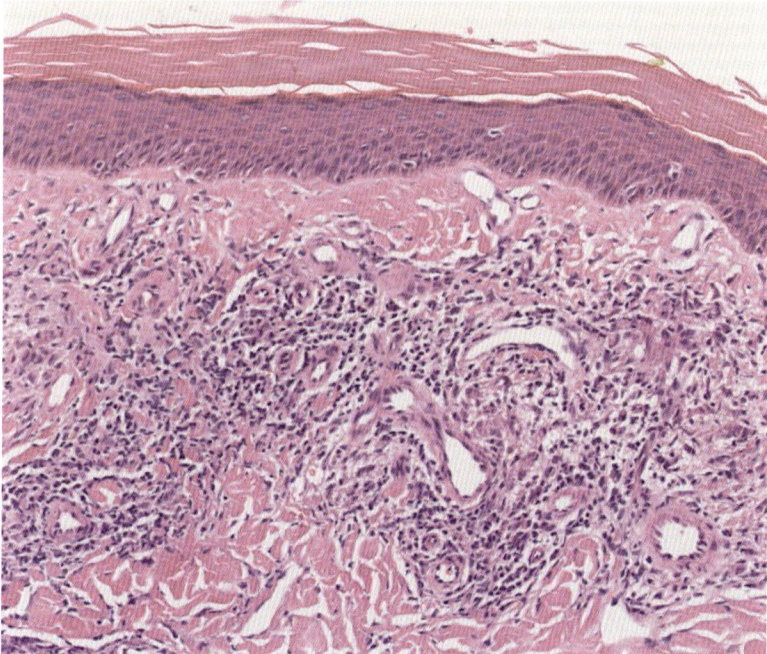

▲ 图 2-27　偏结核样型界线类麻风（一）
真皮内上皮样细胞肉芽肿

（四）中间界线类麻风

中间界线类麻风（midborderline leprosy，BB）的表皮萎缩，表皮下"无浸润带"清晰可见（图 2-30）。真皮内见上皮样细胞肉芽肿，有时上皮样细胞较少，没有多核巨细胞，淋巴细胞少，通常呈弥散分布（图 2-31）。有时因水肿使细胞分离，也使上皮样细胞不易辨认，这是

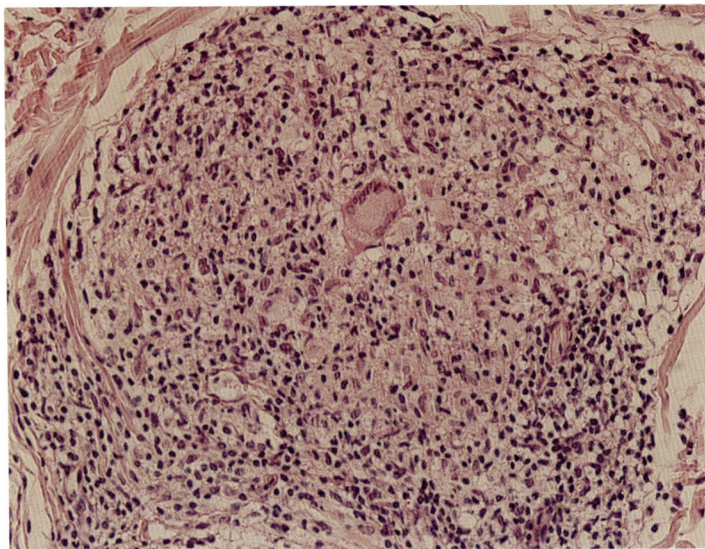

▲ 图 2-28　偏结核样型界线类麻风（二）

肉芽肿内见多核巨细胞

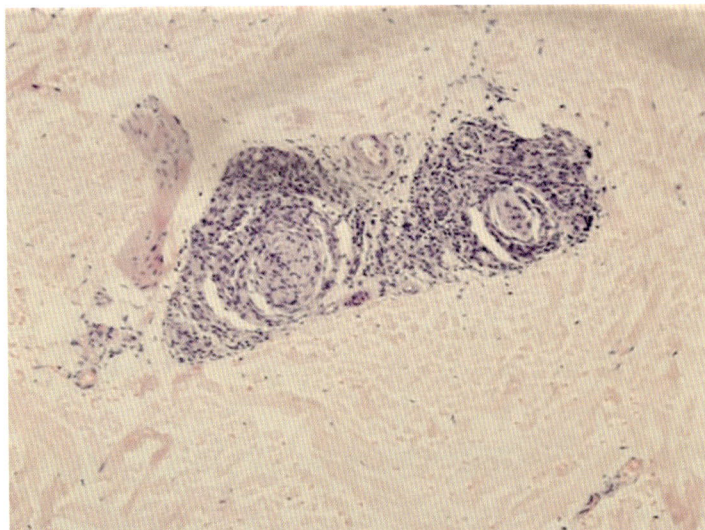

▲ 图 2-29　偏结核样型界线类麻风（三）

神经束膜轻度层状变

BB 具有反应倾向的常见改变。神经肿胀并不严重，也可能完全正常；也可见到神经束膜层状变，并有上皮样细胞浸润。BI 3+～4.5+。

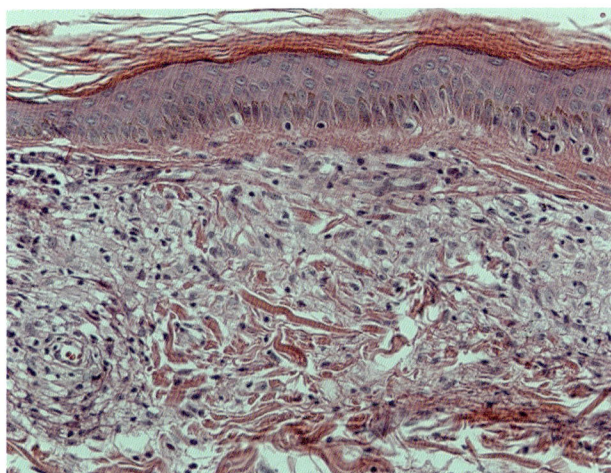

◀ 图 2-30　中间界
线类麻风（一）
表皮下"无浸润带"

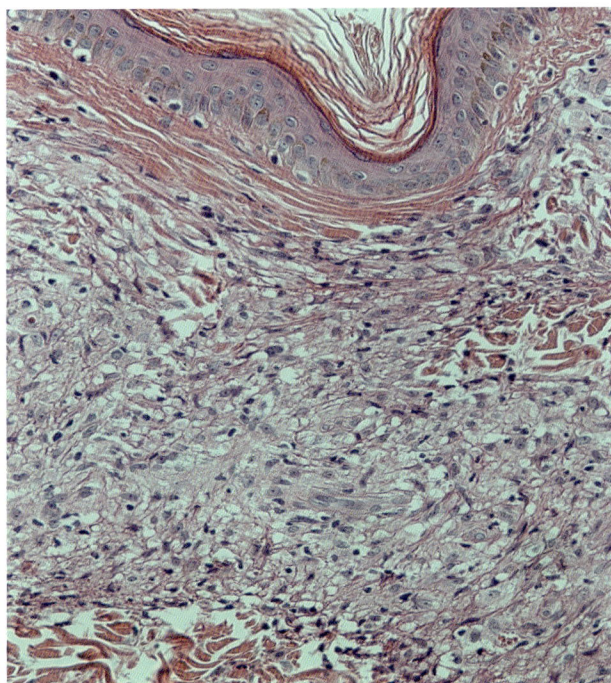

◀ 图 2-31　中间界
线类麻风（二）
真皮内上皮样细胞
肉芽肿

（五）偏瘤型界线类麻风

偏瘤型界线类麻风（borderline lepromatous leprosy，BL）的表皮几乎经常萎缩，表皮下区"无浸润带"清晰可见（图 2-32）。真皮至皮下组织内见巨噬细胞肉芽肿，伴有大量淋巴细胞密集分布于肉芽肿的某些区域，并可扩展到周边部，或包裹神经束并浸润神经束膜，但通常不会出现在肉芽肿的所有部分。有时可见中等淋巴细胞和未分化的巨噬细胞结合在一起，巨噬细胞内出现泡沫样改变。通常神经束膜呈洋葱皮样改变，由于炎症细胞浸润可导致神经束膜不易辨认（图 2-33）。上述改变结合巨噬细胞肉芽肿则提示为 BL。BI 4+～5.5+（图 2-34）。

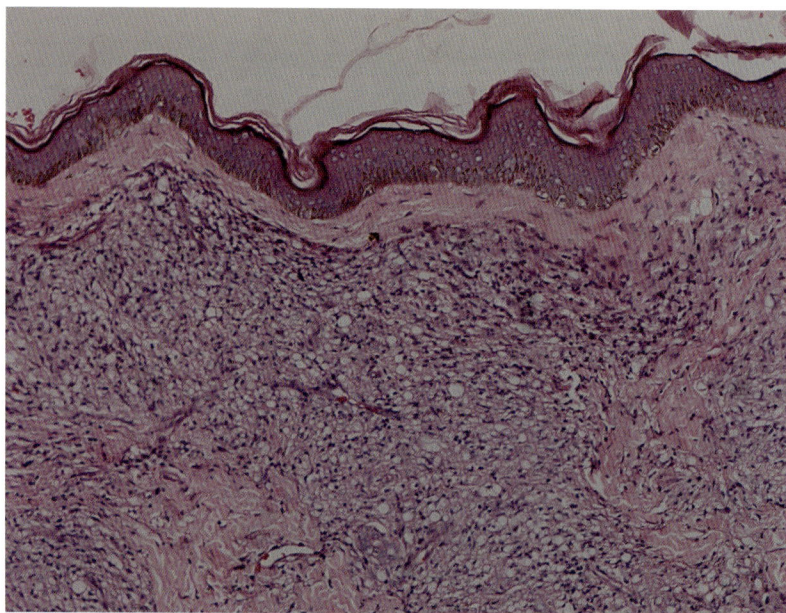

▲ 图 2-32　偏瘤型界线类麻风（一）
表皮萎缩，表皮下见无浸润带

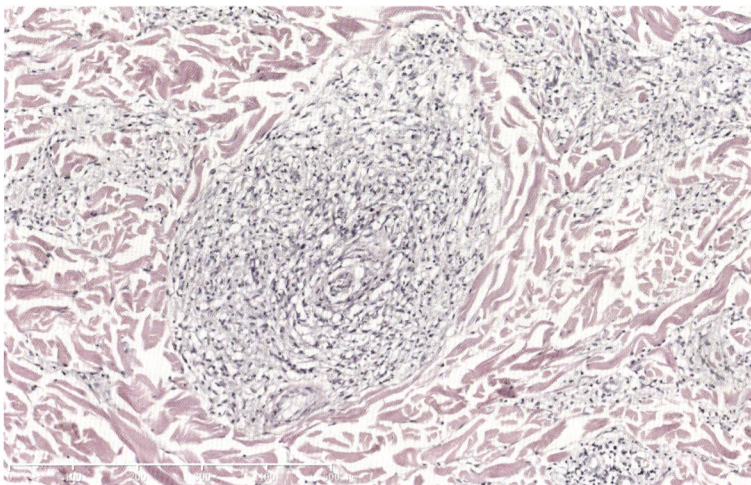

▲ 图 2-33 偏瘤型界线类麻风（二）

神经束膜呈洋葱皮样改变

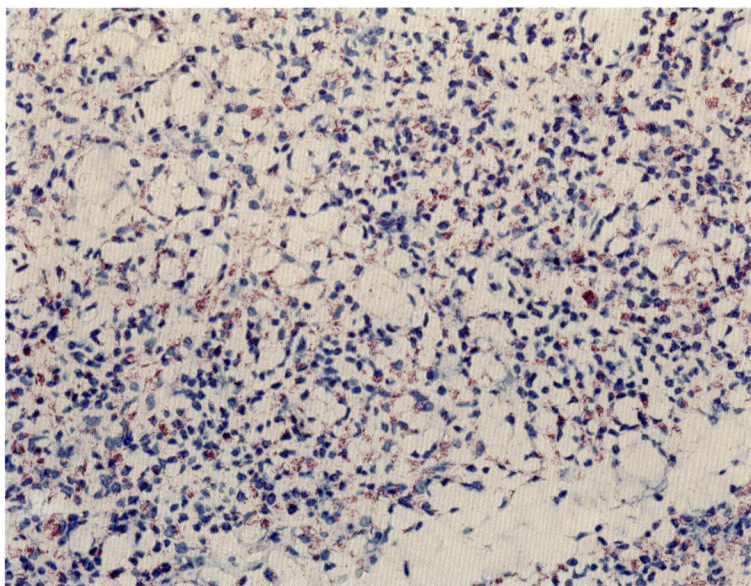

▲ 图 2-34 偏瘤型界线类麻风（三）

BI 5+

（六）瘤型麻风

瘤型麻风（lepromatous leprosy，LL）的表皮萎缩，表皮下区"无浸润带"明显，真皮乃至皮下组织内见巨噬细胞肉芽肿，无上皮样细胞，淋巴细胞也较少，即使淋巴细胞发生聚积，也仅限于肉芽肿内的某一区域，不扩展到边缘部（图 2-35）。巨噬细胞呈泡沫样或空泡状改变，故称为泡沫细胞（图 2-36）。该病通常可见浆细胞，有时出现多核巨细胞，其细胞质也有不同程度的泡沫化，并可见皮肤附属器的破坏。神经束膜可以呈洋葱皮样改变（图 2-37），而没有显著的浸润，部分神经可能完全正常。在疾病活动性损害中，巨噬细胞具有泡沫样的细胞质，淋巴细胞很稀少，可能只有少量多核巨细胞。在陈旧性神经病变中，可出现玻璃样变或纤维化。抗酸染色可见大量 AFB，呈束状或球状，BI 5+～6+（图 2-38）。

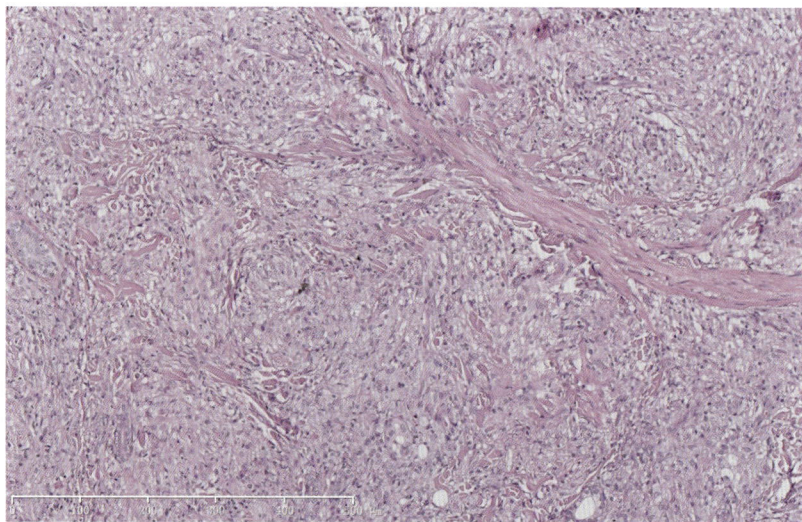

▲ **图 2-35　瘤型麻风（一）**
真皮内巨噬细胞肉芽肿

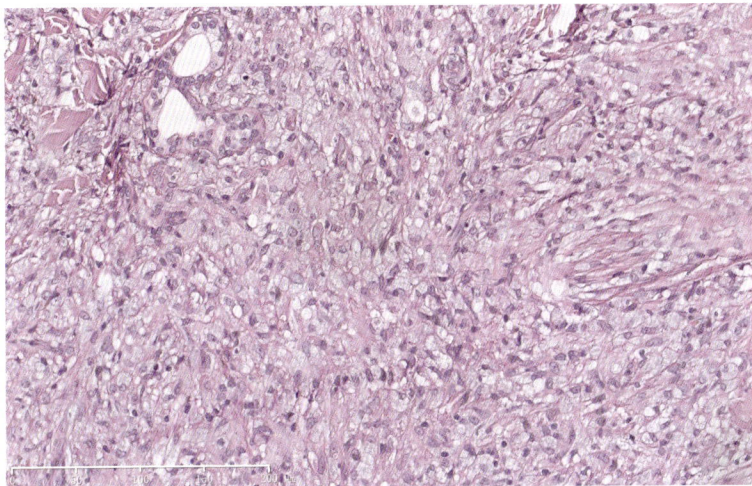

▲ 图 2-36 瘤型麻风（二）

泡沫细胞

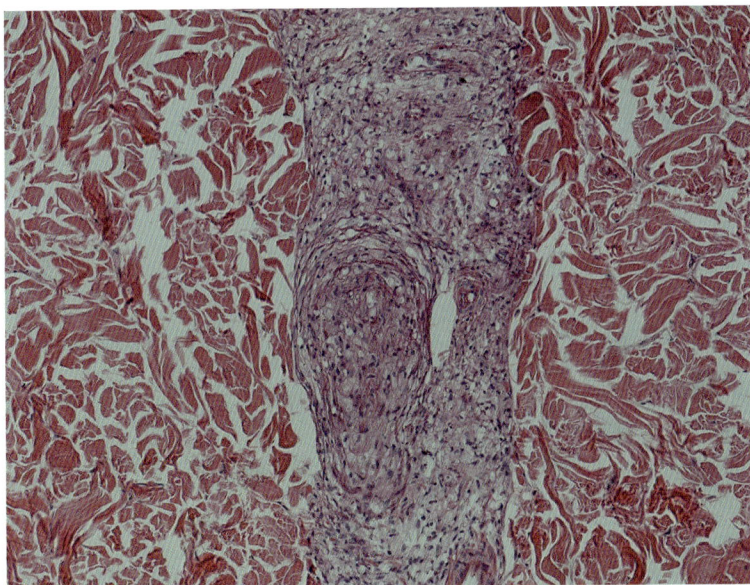

▲ 图 2-37 瘤型麻风（三）

神经束膜呈洋葱皮样改变

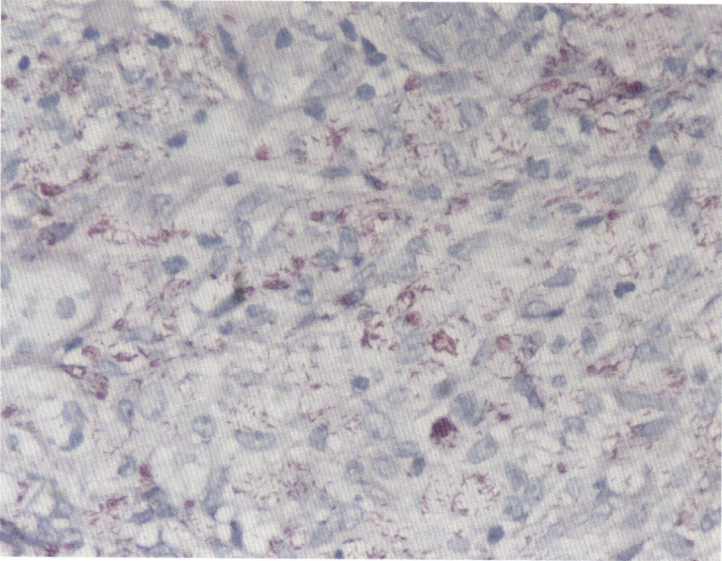

▲ 图 2-38　瘤型麻风（四）

BI 6+

　　上述各项分型指标均不是孤立的，在镜检中应从综合分析中得出结论，有时需切取不同部位皮损才能较好地做出正确的分型。

　　光谱的组织学特点见表 2-1。

表 2-1　光谱的组织学特点

	TT	BT	BB	BL	LL
组织细胞 / 泡沫细胞肉芽肿	--	--	+/-	++	++
上皮样细胞	++	++	+	±/-	--
淋巴细胞	++	++	+	+/±	±/--
多核巨细胞	±	++	±	--	--
表皮侵蚀	++/-	±/--	--	--	--
表皮下"无浸润带"	±/--	+/--	++	++	++

（续表）

	TT	BT	BB	BL	LL
血管、附件浸润	+	+	+	+	
神经洋葱皮样变	--/±	+/--	+/--	++	--/±
神经肉芽肿	+/-	+/-	±	+/±	±
真皮神经（直径）	1000	400	250	200	80+
肉芽肿内的抗酸菌	0	≤2	3~4	4~5	5~6

四、不同光谱肉芽肿中细胞类型

在麻风病损中常见的炎症细胞有巨噬细胞、上皮样细胞、淋巴细胞、浆细胞等，并可见朗格汉斯细胞或异物巨细胞。

1. 按单核 – 巨噬细胞分化情况分类

上皮样细胞肉芽肿以上皮样细胞为主，此种细胞由巨噬细胞分化演变而来，核较大、呈椭圆形或肾形，染色淡，与上皮细胞的核相似，故称为上皮样细胞。核膜清楚，染色质稀疏，有1~2个小圆形核仁。细胞体积大，细胞质丰富，细胞略呈嗜伊红性，边界不清，常成群出现且排列不规则。细胞质可形成胞突或相互融合。上皮样细胞肉芽肿中可出现朗格汉斯细胞，类似结核病中所见，故既往又称为结核样肉芽肿。上皮样细胞肉芽肿出现于结核样型麻风（TT）、偏结核样型界线类麻风（BT）和中间界线类麻风（BB）。上皮样细胞的典型形态随光谱分类位置向瘤型端移动而减低。上皮样细胞肉芽肿内出现多核巨细胞，特别是分化好的朗格汉斯细胞及其数量多少，对分型也有意义。TT中朗格汉斯细胞多而大，BT中巨细胞小而少，异物巨细胞多于朗格汉斯细胞，BB 中上皮样细胞有时较少，可能存在一些幼稚的巨噬细胞，但不会出现多核巨细胞。巨噬细胞肉芽肿中以巨噬细胞为主，边界较清楚。如用网状纤维染色，细胞周围可见网状纤维呈网状。在瘤型麻风（LL）及偏瘤型界线类麻风（BL）中，巨噬细胞占优势，在 BB 中虽然有时有许多上皮样细胞，但往往有相当多的巨噬细胞。巨噬细胞的泡沫化程度与疾病的早晚和治疗等因素有关，早期 BL、LL 的巨噬细胞肉芽肿往往无明显的泡沫化，但晚期的 BL 也可出现明显的泡沫化。因此，泡沫化的程度在分型上没有绝对的意义，需要用其他指标进行区别。但总的看来，LL 中巨噬细胞泡沫化的程度比 BL 明显，而且空泡较大。BL 中不出现多核巨细胞，LL 中偶有异物巨细胞，其中有脂质空泡（图 2-39）。

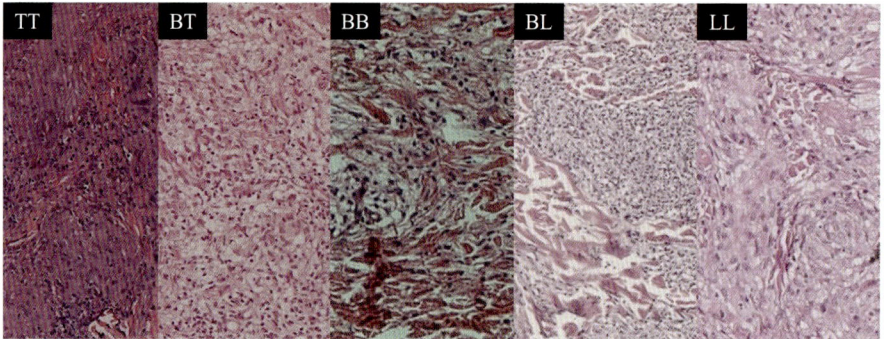

▲ 图 2-39　不同光谱肉芽肿中细胞类型
呈谱系改变

2. 肉芽肿内抗酸杆菌的密度与光谱分型

肉芽肿内抗酸杆菌的密度与光谱分型有直接关系，不仅是区别多菌型麻风（MB）和少菌型麻风（PB）的基本依据，还有助于 BT、BB、BL 的区分（图 2-40）。

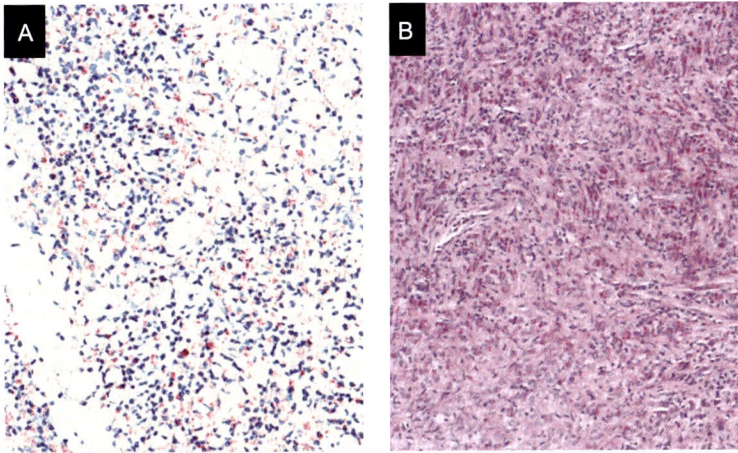

▲ 图 2-40　肉芽肿内 **AFB** 的密度变化

如果检查发现的 AFB 数量与细胞类型不符，则可能是细胞类型判断错误，或患者已经治疗，或抗酸染色技术上有问题，即切片内存在的 AFB 未被显示出来。

3. 淋巴细胞浸润

肉芽肿中淋巴细胞的数量和分布，有助于区别上皮样细胞肉芽肿和巨噬细胞肉芽肿。

从数量来看，光谱分型中各型麻风的淋巴细胞含量有两个高峰，即在 TT-BT 和 BL；也有两个低谷，即在 BB 和 LL。一般而言，在 TT 和 BT 的上皮样细胞肉芽肿中，淋巴细胞数量均较多，但有时也有程度上的差异，即当淋巴细胞数量均较多时，往往位于上皮样细胞团块周围，且真皮下部更明显。

在 BL 巨噬细胞肉芽肿中，可有大量淋巴细胞，多弥散分布于肉芽肿内，也有少量密集成灶，或扩展到肉芽肿的周边部。有时 BL 可见淋巴细胞呈袖口状围绕在神经束周围，因此值得重视。在 LL 肉芽肿内淋巴细胞则很少见或极少见。

淋巴细胞数量与Ⅰ型麻风反应的升级或降级有联系，升级后淋巴细胞数量增多，降级后淋巴细胞数量减少。发生麻风结节性红斑（ENL）时淋巴细胞增多，尤其是在反应后期真皮深层和皮下组织中浸润明显。因此在 BL 及 LL 切片中，淋巴细胞数量较多时，要考虑是否有 ENL 的情况。由 B 淋巴细胞发展形成的浆细胞的数量，在麻风分类上价值很小，浆细胞很少出现于上皮样细胞肉芽肿中，有时仅在 BL 和 LL 中存在大量浆细胞（图 2-39）。

4. 神经受累

麻风损害导致真皮内细小神经束受累后，如病变明显，切片中见到特异性改变时，才有一定参考价值。

神经肿胀是由于神经内出现干酪样变所致，且多为 TT。神经束膜的层状变和细胞浸润有助于分型判断。在 TT 早期，神经束膜作为一种屏障，很少有细胞浸润。在 BT，神经束膜这一屏障因有淋巴细胞浸润而突破。在 BB 中，神经束膜有层状改变，并有上皮样细胞浸润。在 BL 中，神经束膜层状变显著，束膜内有淋巴细胞为主的进入。在 LL 中，神经束膜可见"洋葱皮样"改变，很少细胞浸润（图 2-41）。

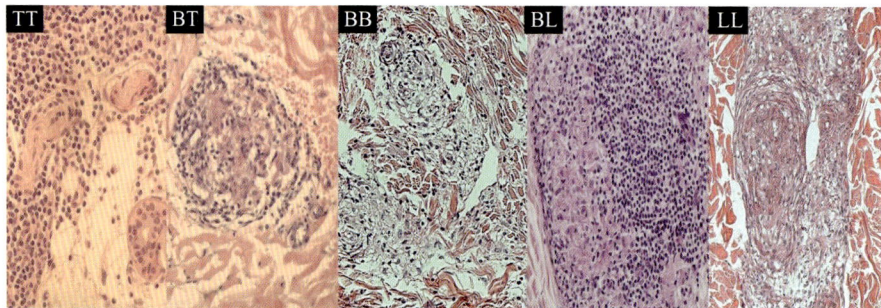

▲ 图 2-41 各型麻风神经受累情况

5. 表皮侵蚀

表皮侵蚀通常是指表皮的基底层细胞和棘细胞受到上皮样细胞肉芽肿破坏的现象，通常呈灶状。该表现对 TT 的诊断有帮助，但破坏容易恢复，故此表现并不经常存在，因此，表皮侵蚀不是诊断 TT 的必要条件。此外，在 BT 中仅偶见轻度表皮侵蚀。

6. 表皮下"无浸润带"

当真皮浅层有较多浸润时，表皮下出现"无浸润带"才有意义。在 TT 表皮下常有浸润，没有"无浸润带"，即浸润常与表皮相邻。BT 表皮下多无浸润，或出现狭窄的"无浸润带"。BB、BL 和 LL 表皮下均可见明显的"无浸润带"。但值得注意的是，如肉芽肿仅限于真皮深部时，表皮下区有无浸润，则无意义。

7. 麻风病特有的选择性受累

按其重要性，这些部位的顺序依次是神经束、立毛肌、表皮与表皮下带、汗腺和血管神经束。对诊断重要性依次为抗酸菌、肉芽肿和细胞浸润。

五、麻风病理中活跃与消退

进展和消退是一个动态的、比较的概念，如果有两次以上的标本对比，就能较好地判定。皮肤病理所取标本有限，影响的因素又多，只有在几次取标本部位恰当、制片技术一致、由同一检查者同时进行对比，才足以提供临床判定疗效的参考。

1. 肉芽肿内浸润细胞的情况

进展病变中细菌繁殖旺盛越明显，早期的巨噬细胞就越多，这些细胞在此期间仍有向上皮样细胞或麻风细胞分化的能力，那些尚未被消化的细菌可引起早期的巨噬细胞进一步增加，以代替由于细胞负荷过多而死亡的巨噬细胞。若细菌继续繁殖，损害就继续扩大，即所谓细胞的活跃性。在消退期，杆菌繁殖变慢，细胞的聚集也变慢。在许多细胞变形死亡的同时，吞噬溶酶体脂质含量渐渐增加，胞质逐渐出现泡沫样表现（泡沫细胞）。泡沫越多，细脂质越多，麻风杆菌减少，后期可能有新的巨噬细胞聚集，以清除含有脂质的空泡化的死细胞。如果瘤型麻风肉芽肿的大部分巨噬细胞呈明显脂肪变性，说明损害处于消退过程，此时尚可发生核浓缩、碎裂以至溶解等现象。

2. 浸润与表皮的关系

TT 患者进展期浸润较多，紧靠表皮，上皮样细胞等可侵入表皮层，重者表皮可出现水肿、基底细胞液化变性。消退期表皮表现完整。LL 患者进展期病情重时表皮可水肿，"无浸润带"明显。消退过程中"无浸润带"逐渐不明显，甚至消失。

3. 神经病变

进展期神经内可水肿、粗大，真皮内神经内可见细胞浸润，神经束膜增生，消退期神经水肿消退，浸润减少，神经束膜及神经内的结构可发生纤维化，有的呈疏松状，洋葱皮样改变更明显，也可见玻璃样变性。

4. 麻风杆菌

在 LL 进展期，AFB 多，形态指数高。AFB 分类下的麻风杆菌不仅存在于浸润内巨噬细胞、成纤维细胞，浸润外的巨噬细胞、成纤维细胞中也可见。消退过程中菌量渐减，形态指数下降，AFB 局限于浸润内，神经、立毛肌内少量的菌可较长期存在。

六、麻风病理诊断依据

（一）麻风病理诊断的要点

麻风皮损各部位的病变可以不一致，在活检标本中，病理切片只切取 7～8μm 厚的组织，因此病理只反映局部的情况，其代表性决定于活检部位的选择是否恰当。即使局部病理检查为阴性，也不能完全排除或否定其他部位阳性的可能和可疑点。早期少菌型麻风病理检查有困难时，应做连续切片，仔细查找 AFB 及神经细小分枝的病变，如有条件使用免疫组化染色更有帮助。

麻风病理诊断中观察的要点有以下几项。

1. 确认泡沫细胞，诊断 BL 或 LL 一定要注意有无泡沫细胞。

2. 确认上皮样细胞，注意查找上皮样细胞倾向集聚的图像，对散在的上皮样细胞的确认应特别慎重，应与血管内皮细胞、成纤维细胞等鉴别。

3. 神经病变，注意神经内和神经束膜的细胞浸润，以及神经组织破坏的情况，通过免疫组化染色技术，用 S100 蛋白等抗体标记有助于识别被破坏或残余的神经组织。单纯神经周围非特异性炎症细胞浸润不是诊断麻风的可靠证据。

4. AFB 的检查，每例初诊患者，无论临床诊断为哪一型，活检中均应查 AFB。对未经治疗的 BB、BL、LL 患者一定要同时查 AFB，为阳性时才能做出诊断报告，这样可以避免误差。有时因为技术等原因，检查 AFB 可能出现假阴性，这时应重新连续切片、重染。为排除假阴性，如条件允许，可采用单克隆抗体免疫组化染色技术检测麻风特异性抗原，为诊断提供依据。

（二）麻风病理诊断的依据

单从病理方面，有下列图像之一即可诊断为麻风病。

1. 具有典型泡沫细胞和 AFB 阳性。

2. 神经内查见 AFB，即使孤立存在也有意义。

3. 在非特异性浸润中发现大量成团或束状的 AFB。

4. 神经内及周围有一般非特异性炎症细胞浸润，而在标本内其他部位有结核样肉芽肿。在结核样肉芽肿中，S100 免疫组化染色可见到破坏的神经组织。

（三）早期麻风

临床通常将未定类麻风、结核样型麻风归入早期麻风病，一般表现为 1~2 个浅色斑或淡色斑。从组织病理角度分析，通常皮损内还未形成典型的肉芽肿炎性浸润。

1. 早期皮损的组织病理表现

对诊断而言，神经受累的重要性比汗腺、表皮受累更为重要；如果有淋巴细胞围绕在神经血管束及在毛细血管周围，可能提示麻风病。淋巴细胞仅侵犯表皮或选择性地侵犯汗腺，而其他地方却没有，也提示麻风病。发现麻风杆菌或肉芽肿比仅有细胞浸润更有意义。

2. 早期麻风诊断线索：细菌

病理学上的早期麻风指皮损组织中肉芽肿还未形成，如未定类，或仅有几个细胞组成的"浸润灶"。此时应在下列位置去发现有无麻风杆菌，包括神经束、表皮下或立毛肌，若能发现一条或数条 AFB，则对诊断尤为重要（图 2-42）。随病情发展，在血管内皮细胞中可发现 AFB，在真皮上部血管周围的巨噬细胞内也可发现 AFB。在神经内发现的 AFB 常与神经轴平行（图 2-43）。如果神经被纵向分割，细菌往往呈纵向。表皮下的 AFB 也常在基底层下、与表皮平行，同时也可在胶原纤维内，或被巨噬细胞吞入。立毛肌内发现的 AFB 并不完全与肌纤维走行一致。

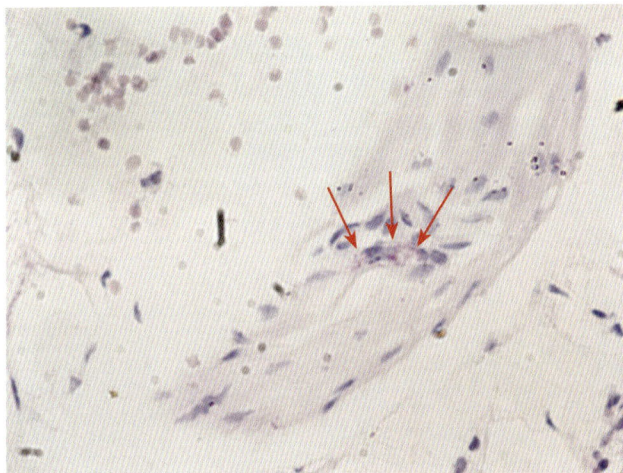

◀ **图 2-42 早期麻风诊断线索（一）**
立毛肌内见数条 AFB

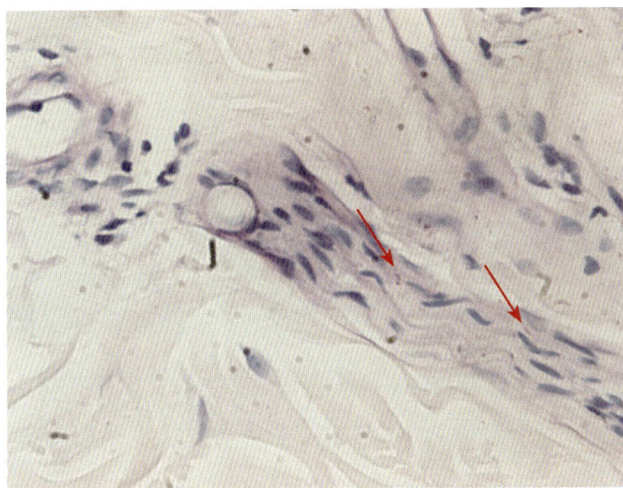

◀ **图 2-43 早期麻风诊断线索（二）**
神经内见数条 AFB

3. 早期麻风诊断线索：肉芽肿

如果在血管或神经周围发现上皮样细胞肉芽肿，即使 AFB 为阴性，也有重要意义。麻风病的早期皮损必须与其他炎性皮肤病鉴别，结核样型麻风的皮损与其他出现结核样肉芽肿的疾病鉴别。

早期麻风的上皮样细胞肉芽肿常在深层神经束、血管神经束（图 2-44）、表皮附近被发现，而在表皮内、毛囊、立毛肌、汗腺导管，却很难发现上皮样细胞肉芽肿。

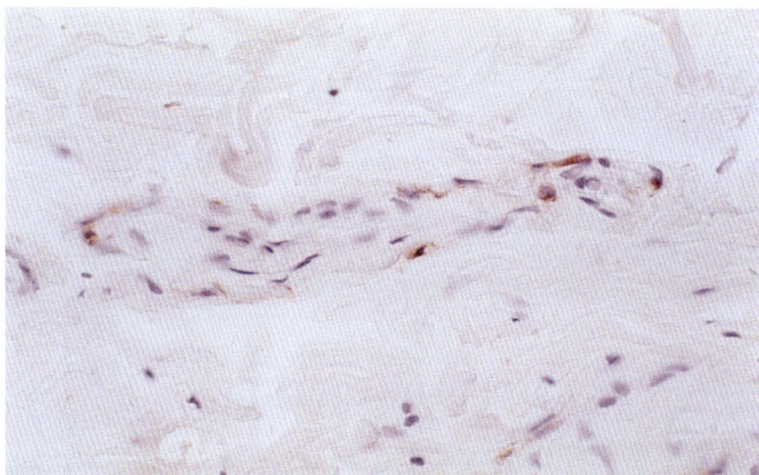

▲ 图 2-44　早期麻风（一）
皮肤神经束膜可见 PGL-1 抗原

如果巨噬细胞肉芽肿与麻风病相关，则会在肉芽肿内发现 AFB，经治疗过的患者可没有 AFB（图 2-45）。如果在巨噬细胞肉芽肿内发现了麻风杆菌，则可明确麻风病的诊断。如果巨噬细胞肉芽肿没有 AFB，也没其他证据，则不是麻风病。

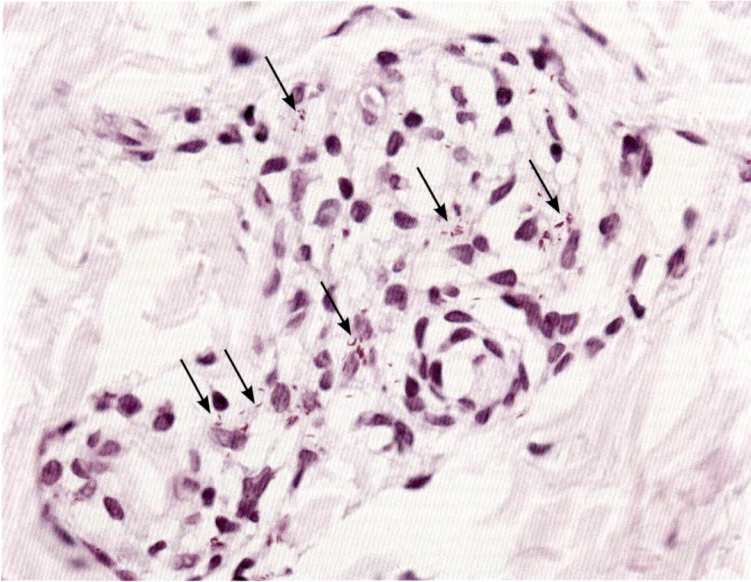

▲ **图 2-45　早期麻风（二）**

巨噬细胞肉芽肿内见 AFB

4. 早期麻风诊断线索：细胞浸润

细胞浸润的诊断意义不如肉芽肿，而且所有的早期麻风病均可出现慢性炎性浸润。浸润常以淋巴细胞、组织细胞和组织细胞为主，伴有纤维细胞增生。如果炎症浸润不仅累及血管，而且有皮肤附属器（汗腺导管、立毛肌、毛囊）受累，要警惕麻风可能（图 2-46）。应通过进一步连续切片，观察有无麻风杆菌、肉芽肿或神经受累。

5. 早期麻风诊断线索：神经受累

神经或神经束的 SC 核走行紊乱、已失去正常结构，则是诊断麻风病的重要线索（图 2-47）。神经内有麻风杆菌或肉芽肿，则可明确诊断（图 2-48）。如果看似正常的神经周围有灶状的淋巴细胞浸润，应警惕麻风病的可能。

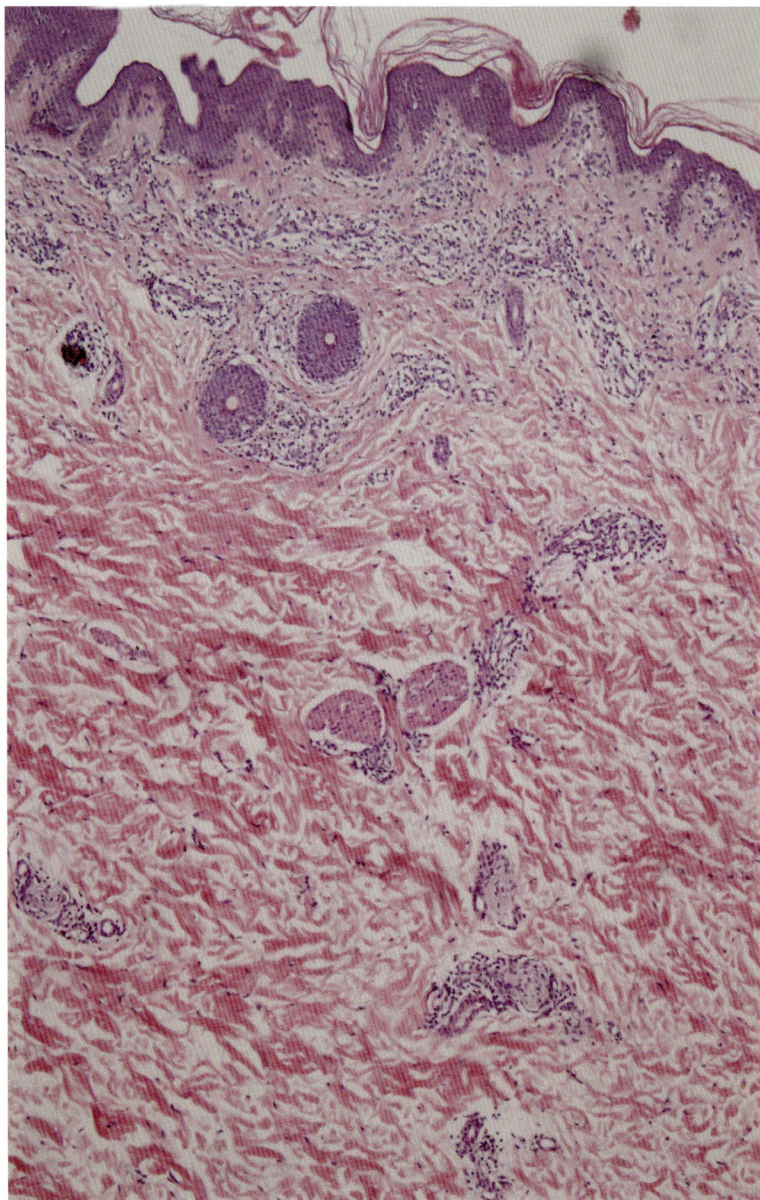

▲ 图 2-46　早期麻风（三）

血管、神经束、立毛肌、毛囊选择性浸润

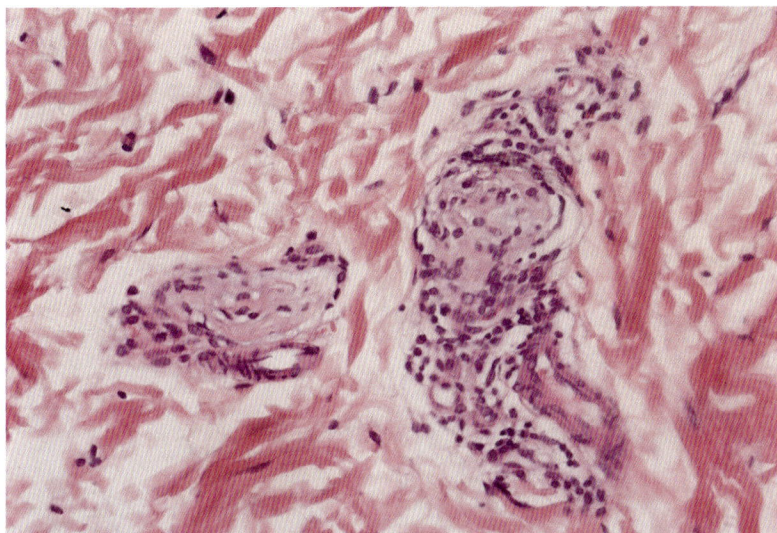

▲ 图 2-47　早期麻风（四）

血管神经束炎症细胞浸润

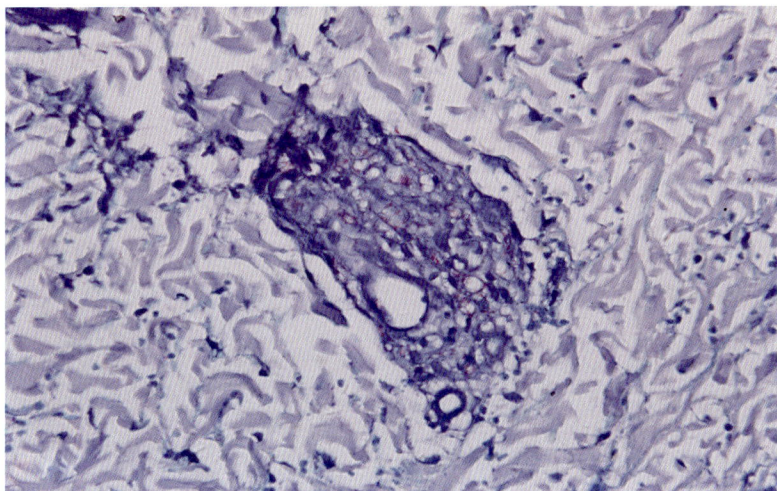

▲ 图 2-48　早期麻风（五）

神经内发现 AFB

6. 早期麻风的细菌学检测

(1) 如何发现组织切片中的抗酸菌：在神经束、表皮下或立毛肌发现 1 条或数条 AFB，对诊断尤为重要。连续切片的抗酸染色对发现 AFB 有帮助。

(2) PCR 检测麻风杆菌特异性基因：PCR 是一种高度敏感和特异的检测样本细菌 DNA 的方法。常用于 PCR 检测麻风杆菌 DNA 的靶基因有 *16srRNA*、多拷贝重复序列（*RLEP*）、蛋白编码基因（*18kDa*、*36kDa*、*65kDa*）、DNA 解旋酶基因（*GyrA* 和 *GyrB*）、RNA 聚合酶 B 亚单位基因（*RpoB*）等。除此之外，PCR 技术还能用于麻风杆菌耐药基因的检测，利福平耐药菌株就是由 *RpoB* 基因发生突变所致，氨苯砜和氧氟沙星等喹诺酮类药物耐药则分别与 *FolP1*、*GyrA* 相关（图 2-49）。新鲜组织及石蜡标本均可行 PCR 检测。

(3) 麻风 ELISPOT：麻风感染 T 细胞检测是以麻风特异性表位抗原为刺激原，应用酶联免疫斑点技术诊断麻风患者感染状况。ELISPOT 技术是目前较为敏感的检测抗原特异性 T 细胞的方法之一，可以检测出 1/100 000～1/50 000 外周血单个核细胞（PBMC）中经某种抗原刺激后释放某种细胞因子的细胞，经过酶联显色后，通过 ELISPOT 分析系统对斑点进行计数，1 个斑点代表 1 个细胞，从而计算出抗原特异性细胞的频率（图 2-50）。

(4) 早期麻风皮损的 PGL-1 抗原检测：PGL-1 免疫组化法的敏感性高于抗酸染色，并且在同一病例的切片上，PGL 抗原的分布较抗酸菌更广。早期病例 PGL 抗原主要是分布在真皮浅层、皮神经，其次是血管周围的组织细胞中。

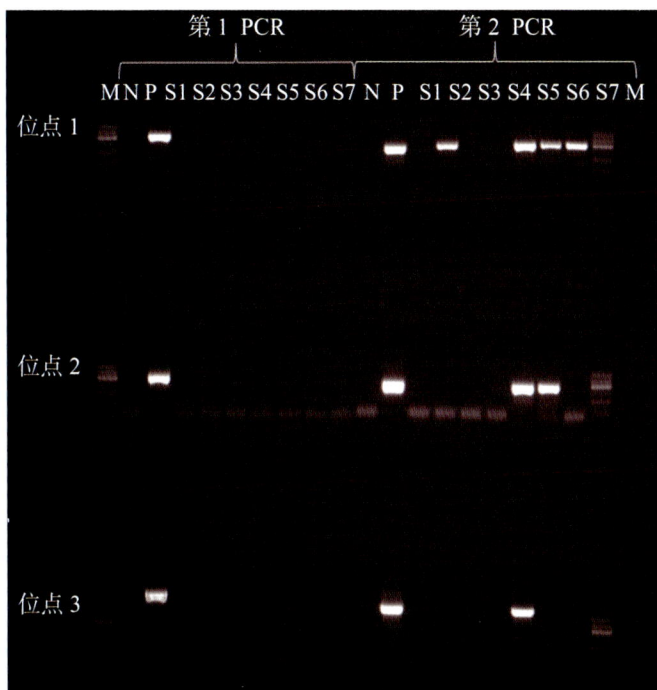

▲ 图 2-49　**PCR 检测麻风杆菌特异性基因**
一次扩增可同时检测麻风杆菌特异性基因及耐药情况

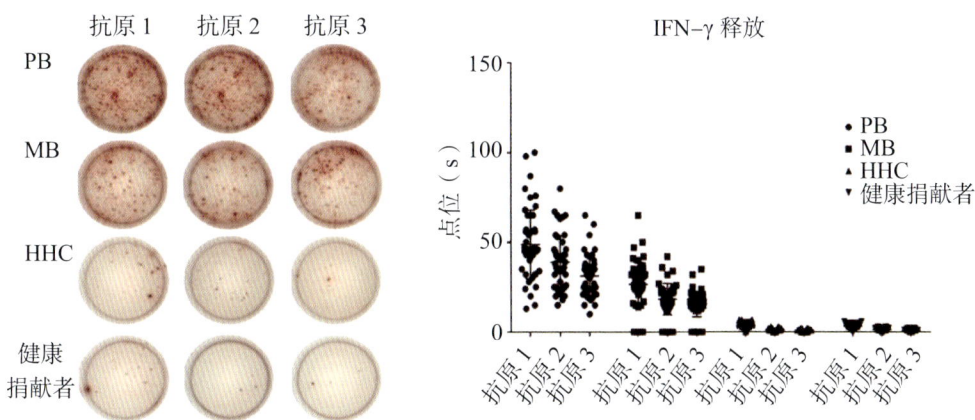

▲ 图 2-50　**麻风 ELISPOT 检测**

麻风杆菌特异性抗原激活麻风患者记忆性 T 细胞引发细胞免疫反应，少菌型麻风患者尤为显著。PB. 少菌型麻风病；MB. 多菌型麻风病；HHC. 家内接触者

七、麻风反应病理改变

（一）Ⅰ型麻风反应

Ⅰ型麻风反应常发生于免疫力不稳定的 BT、BB 和 BL，反应后转向 TT 者，称为升级（逆向）反应；反应后转向 LL 者，称为降级反应。然而，偶尔也可出现反应后不发生光谱位置改变。其组织学特征如下。

1. 水肿

Ⅰ型反应最重要的特征为水肿，在临床出现反应症状前，真皮浅层及肉芽肿内、外就有轻度水肿。此后，水肿更显著，表皮可见细胞及细胞间水肿。真皮浅部纤维组织水肿疏松，着色变淡，可见淋巴管扩张。严重者可有水疱形成（图 2-51）。

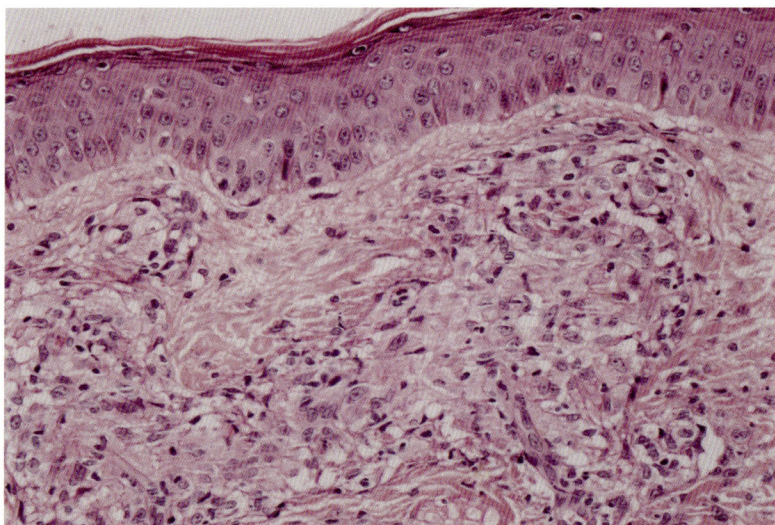

▲ 图 2-51　Ⅰ型麻风反应（一）
表皮下组织疏松、组织细胞浸润、纤维细胞增生

2. 成纤维细胞增生

即整个真皮部，都有广泛性成纤维细胞增生、肿胀。

3. 上皮细胞肉芽肿

巨噬细胞向上皮样细胞分化时，由于上皮样细胞的细胞内水肿，细胞质可出现空泡状变性，以致上皮样细胞不典型。炎症细胞蔓延到原有肉芽肿外方，同时由于剧烈的水肿，细胞间距变大，以致原有肉芽肿细胞变形分散，肉芽肿结构不清（图 2-52）。有时可见大量多核巨细胞。淋巴细胞数量不定，大多数在反应后期有淋巴细胞增加，有时伴有局灶性中性粒细胞浸润。严重反应时可出现小灶性坏死。

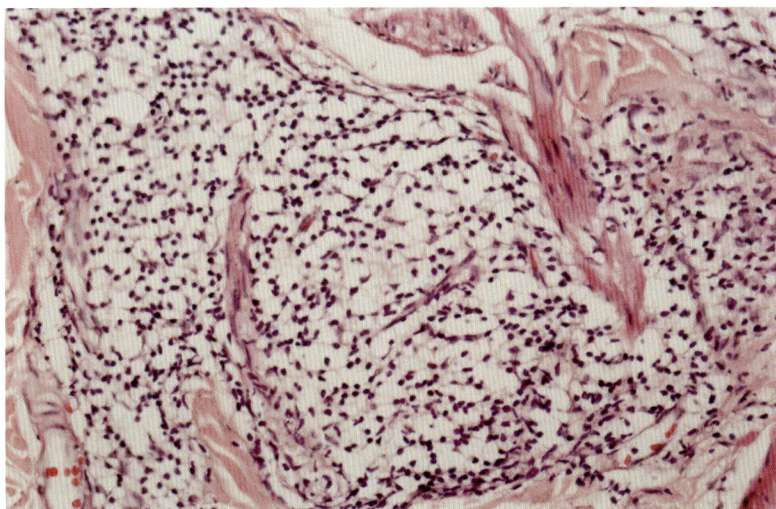

▲ 图 2-52　Ⅰ型麻风反应（二）
细胞间距变大，肉芽肿结构不清楚

在Ⅰ型麻风反应早期，通过病理检查通常难以区别和判断是升级反应或是降级反应。在后期，最好先后有连续活检对比，然后才能结合临床判定。如反应后期淋巴细胞增多，典型的朗格汉斯细胞增多，上皮样细胞变得典型，结核样结构明显，肉芽肿呈明显局限性，原先阳性的细菌减少或转阴，这些都是升级反应的表现。反之，淋巴细胞减少，典型的上皮样细胞消失，巨噬细胞增多，细胞质出现泡沫样变，多核巨细胞减少，原先 AFB 阴性或少量变为阳性或增多，则是降级反应的表现。重度反应多伴随升级反应，轻度反应多可能是降级反应。

（二）Ⅱ型麻风反应（麻风结节性红斑）

1. 中性粒细胞浸润

中性粒细胞浸润是麻风结节性红斑（ENL）最特征性的浸润，尤其在急性期。一般在疾病早期，存在以中性粒细胞为主的浸润，部分还有较多肥大细胞及嗜酸性细胞，部分在中心部可形成以中性粒细胞为主的脓肿，甚至可以发生坏死、溃疡。亚急性期的中性粒细胞、淋巴细胞、浆细胞、巨噬细胞浸润量大致相等。晚期大部分呈慢性炎症征象，中性粒细胞、肥大细胞、嗜酸性细胞迅速减少，尤其是中性粒细胞有时已查不到，最后浸润以淋巴细胞、浆细胞为主，同时有纤维组织增生（图 2-53）。

2. 血管炎

大约 50% 的Ⅱ型麻风患者有明显的动、静脉全层血管炎，出现血管炎者病变较重，可发生坏死、溃疡。血管炎轻的患者只有单纯的水肿，炎症较重时，血管壁、内膜及内皮细胞均呈显著肿胀，甚至管腔变细而闭塞（图 2-54）。血管壁各层均见有中性粒细胞、淋巴细胞、嗜酸性细胞等浸润，中性粒细胞可核碎裂成核尘。血管壁可发生纤维蛋白样变性，血管周围也可有同样浸润。有的部位有红细胞外渗。血管病变以早期、急性期多见。大血管的病变存留时间较长。发生血管炎者预后较差。

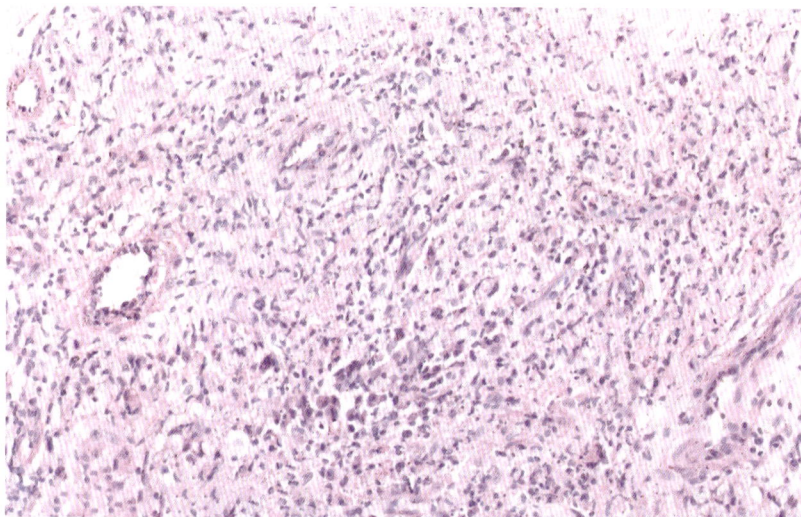

▲ 图 2–53　ENL（一）
炎性细胞弥漫性浸润，可见大量核尘

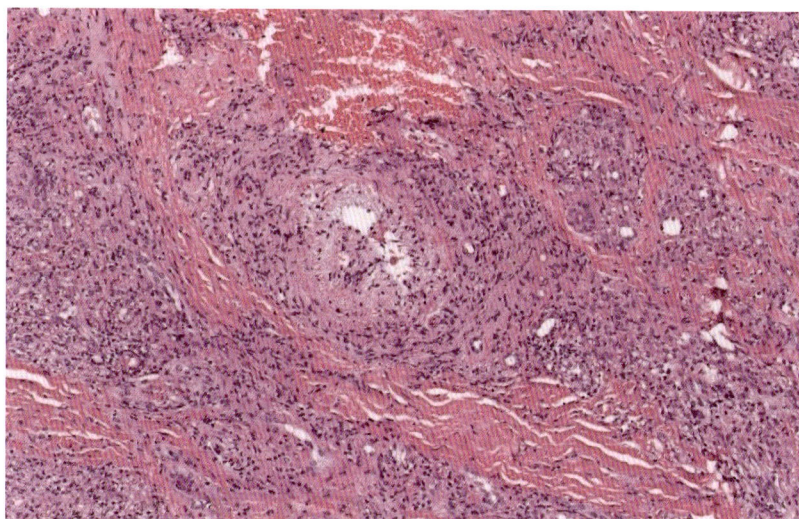

▲ 图 2–54　ENL（二）
血管壁全层中性粒细胞、淋巴细胞浸润，血管闭塞

3. 细菌

在 ENL 损害处，AFB 一般为阳性。

4. 其他炎性细胞浸润

对于出现 ENL 的部位，既往即存在淋巴细胞浸润，但一般不严重，很少呈弥漫性。巨噬细胞显著变性，泡沫化明显。新发生反应的部位常查不到泡沫细胞（图 2-55）。

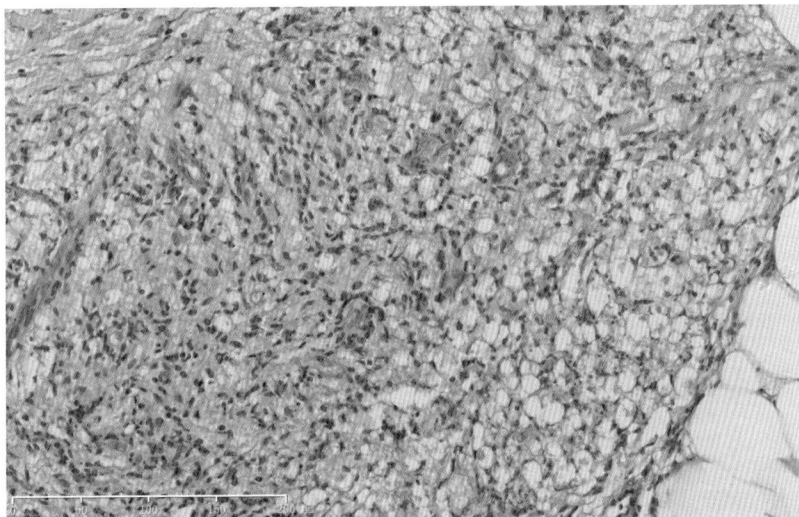

▲ 图 2-55　ENL（三）
可见淋巴细胞、组织细胞及泡沫样细胞浸润

5. 水肿

除严重反应外，水肿多不显著。

八、组织样麻风瘤病理改变

组织样麻风瘤是麻风皮疹中的一种特殊类型，常见于 BL 及 LL 患者，其病变具有特殊的病理改变，组织病理学特点如下。

（一）真皮内病变

组织样麻风瘤主要由梭形或多角形组织细胞密集构成（图 2-56），有时呈不规则形，甚至出现多核细胞，细胞内有大量麻风杆菌，因此这些细胞事实上就是活跃的巨噬细胞或麻风细胞。细胞质中等量，可出现空泡，初期无明显泡沫，核圆形或卵圆形，淡染，可见核仁。这些细胞往往排列成束，互相交织成涡纹状或车轮状。另外，也可见其纵横交错，有时甚似纤维瘤（图 2-57）。

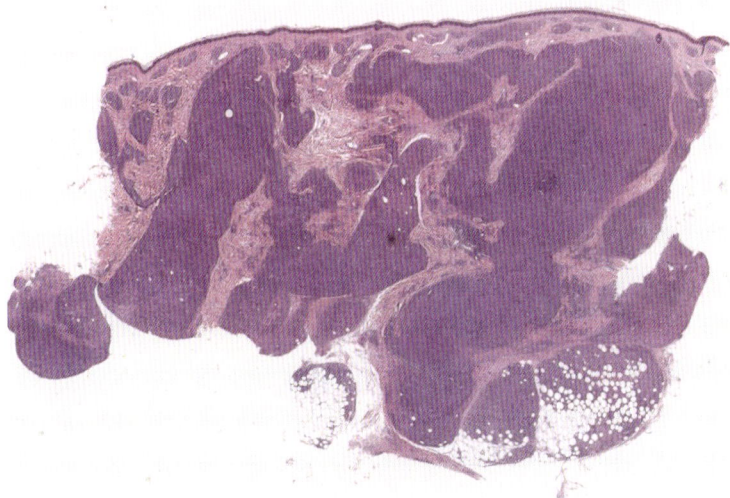

▲ 图 2-56 组织样麻风瘤（一）
真皮内多发梭形细胞团块样浸润

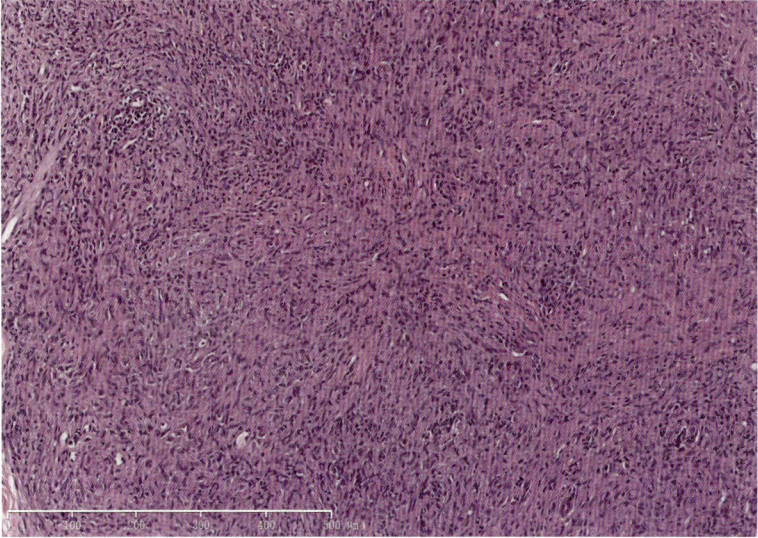

▲ 图 2-57　组织样麻风瘤（二）

细胞排列成束，互相交织成涡纹状

（二）深部的浸润灶

组织样麻风瘤呈膨胀性生长，不像普通 LL 病灶呈浸润性生长，因此其浸润呈圆形或椭圆形。迅速生长的肉芽肿内的细胞可见丝状分裂，周边部的细胞往往沿表面拉长排列。由于膨胀性扩张的结果，使其周围真皮部胶原纤维及脂肪组织受压，以致出现由于结缔组织受挤压而形成的假包膜（图 2-58），同时皮肤附属器不像普通 LL 浸润灶被破坏，而是被推向一侧。但假包膜不经常形成，一般只在真皮深部有较大的结节时才出现。

（三）梭形细胞可能转变为大圆形吞噬细胞

结节中心部可发生坏死、软化，甚至形成脓肿，可以有中性粒细胞浸润。淋巴细胞少，病变活跃期可见浆细胞。

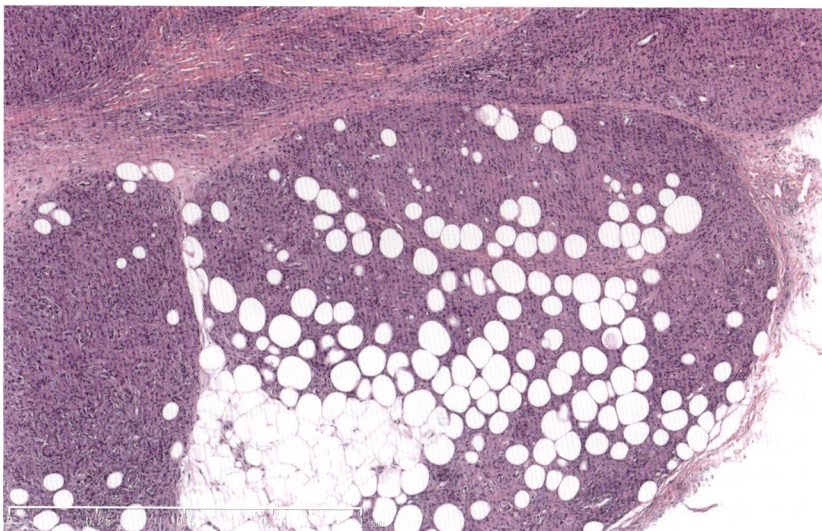

▲ **图 2-58** 组织样麻风瘤（三）
团块周围假包膜形成

（四）组织样麻风瘤病变的表皮下"无浸润带"

组织样麻风瘤病变附近的结缔组织中，往往仍可见到一些普通 LL 肉芽肿，可见典型泡沫细胞。表皮多见萎缩、变薄，表皮下区有"无浸润带"（图 2-59）。

（五）组织样麻风瘤内 AFB 的特点

结节内可查见大量 AFB，完整菌的比例较高，且菌体较长，很少或不形成菌球。梭形组织细胞中的麻风杆菌往往相应地成堆或梭形排列。菌量随损害存在时间长短而不同。早期稍少，成熟期较多，细菌指数（BI）可高达"6+"（图 2-60）。

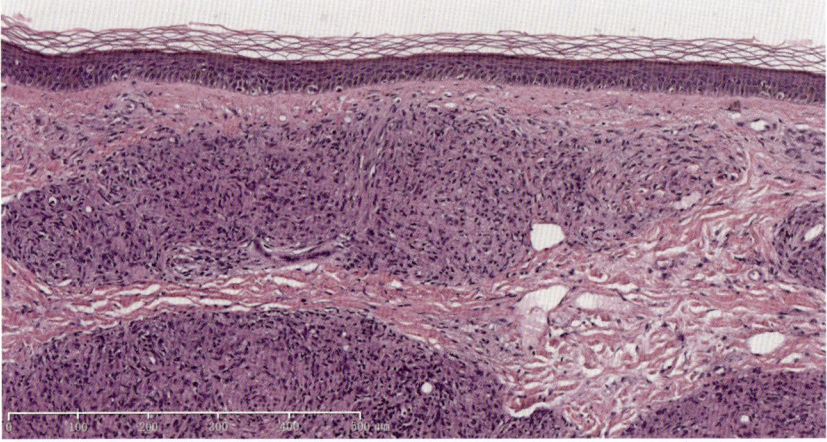

▲ 图 2-59　组织样麻风瘤（四）

表皮下"无浸润带"

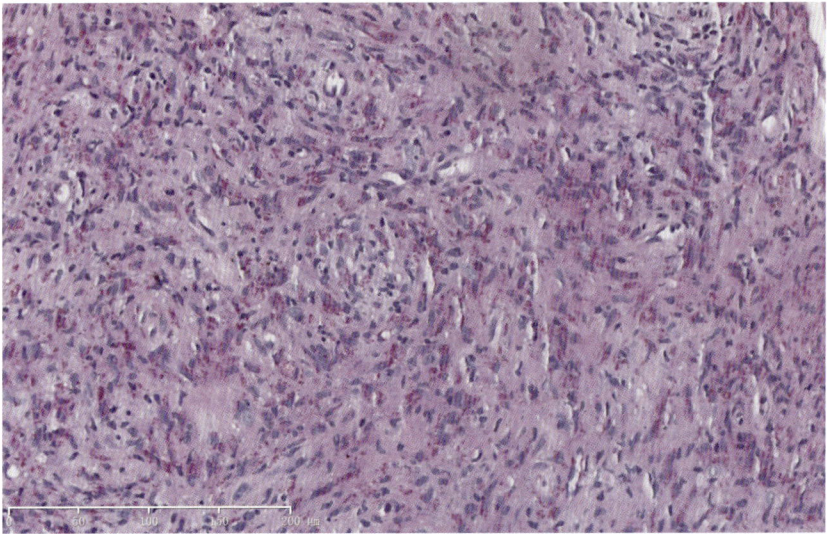

▲ 图 2-60　组织样麻风瘤（五）

结节内见大量 AFB

九、病理鉴别诊断

麻风与其他皮肤病主要通过抗酸染色检查 AFB、神经检查有无病变，以及其他皮肤病的组织学特征进行区分。

在出现下列组织变化，并且合并有上皮样细胞或巨噬细胞肉芽肿时，一般不是麻风，要考虑其他疾病。例如，表皮有假性上皮瘤样增生、肉芽肿内神经束正常、有干酪样变（神经束中央除外）、有大片坏死、浸润中有大量中性粒细胞（Ⅱ型麻风反应除外），通常需要鉴别的病变如下。

（一）上皮样细胞肉芽肿

此变化并非麻风所特有，许多慢性炎症如皮肤结核、皮肤非结核分枝杆菌感染、深部真菌病方面的着色真菌病、孢子丝菌病等，其他如梅毒、环状肉芽肿、多形性肉芽肿、结节病、光泽苔藓、颜面播散性粟粒性狼疮，以及丝线、尼龙线、石蜡、硅及铍等引起的异物肉芽肿等，都可形成这种组织结构。

1. 寻常狼疮

寻常狼疮是一种慢性和进展性皮肤结核病，典型斑块型寻常狼疮的初始表现为一群散在的红棕色丘疹，随后逐渐融合形成无症状性斑块，并出现中央消退和萎缩，边界可为匐行性或疣状。在组织病理方面，表皮萎缩或肥厚，真皮内由成群的上皮样细胞和少数朗格汉斯细胞构成，中央可有轻度或者完全没有干酪样坏死，周围有较多的淋巴细胞，也常有浆细胞（图 2-61）。不出现神经周围炎症细胞浸润，依此可以与麻风相鉴别。

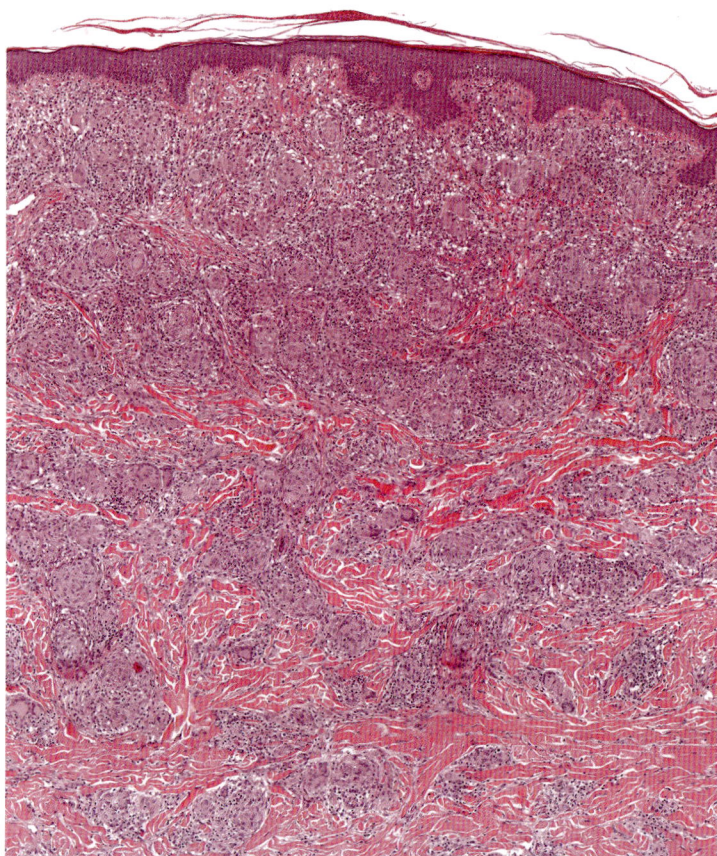

▲ 图 2-61　寻常狼疮

真皮内结核样浸润，无明显干酪样坏死，无神经浸润及破坏

2. 疣状皮肤结核

疣状皮肤结核最常发生于肢端，通常会累及手指和手背。在儿童中，病变常累及踝部和臀部，并且出现中央网状瘢痕、疣状边缘、四周红晕。组织病理学表现包括表皮假上皮瘤样增生、明显角化过度，以及真皮浅层微脓肿形成。真皮浅层和中层常见由上皮样细胞和多核巨细胞构成的炎性浸润，不出现神经周围炎症细胞浸润，依此可以与麻风相鉴别。

3. 皮肤非结核分枝杆菌 *M. shigaense*

皮肤非结核分枝杆菌（*M. shigaense*）为 2013 年新分离的亚型，患者表现为面部斑块，无明显溃疡结痂改变，组织学病理提示上皮样细胞肉芽肿，无神经受累，可与麻风相鉴别（图 2-62）。

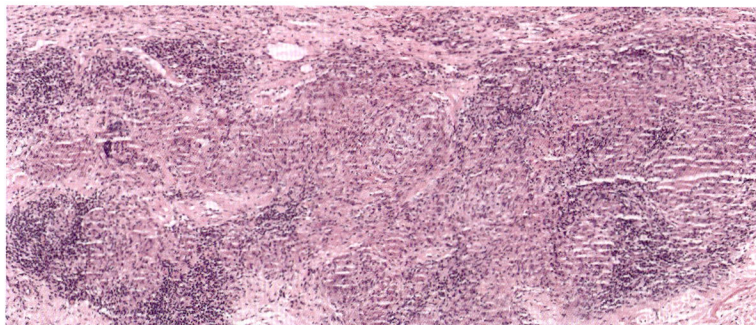

▲ 图 2-62　皮肤 *M. shigaense* 感染
真皮内上皮样细胞肉芽肿形成

4. 深部真菌病

致病性真菌除侵犯皮肤和皮下组织外，还累及组织和器官，甚至引起播散性感染。其组织病理学特征通常为肉芽肿和化脓性病变的混合相，表皮棘层肥厚，伴嗜中性粒细胞微脓肿，可伴有坏死，不侵犯神经。特殊染色包括银染、PAS 染色阳性（图 2-63）。

5. 二期梅毒

结节性二期梅毒疹在组织学上可表现为肉芽肿或假性淋巴瘤，其中肉芽肿改变类似于结节病。晚期的二期梅毒疹组织学特征表现为组织细胞肉芽肿，界限不清，通常没有多核巨细胞，肉芽肿周围有大量的浆细胞。结核样型麻风、偏结核样型界线类麻风需与此种上皮样细胞肉芽肿性疾病相鉴别，主要是检查抗酸杆菌和神经病变，同时补充组化标记梅毒螺旋体（图 2-64）。

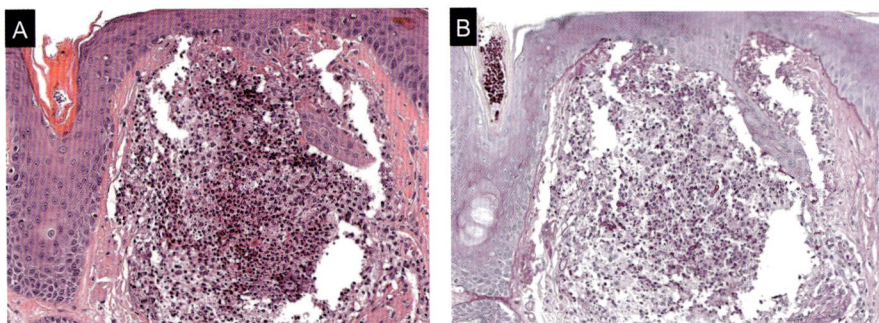

▲ 图 2-63　**深部真菌病**

A. 真皮内上皮样细胞肉芽肿和中性粒细胞混合浸润；B. PAS 染色阳性

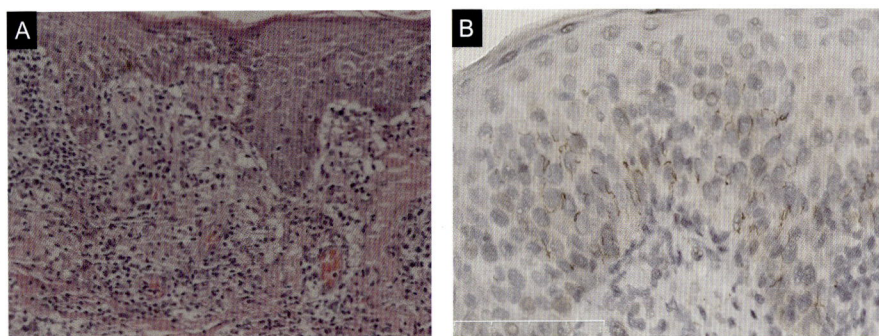

▲ 图 2-64　**二期梅毒**

真皮内上皮样细胞和多核巨细胞等组成的肉芽肿性浸润，免疫组化染色可发现表皮中的梅毒螺旋体病原体

6. 结节性红斑

结节性红斑的组织学表现为典型的小叶间隔性脂膜炎，其特点为表现多样化，包括血管改变、小叶间隔炎症、出血和不同程度的急性或慢性脂膜炎（图 2-65）。Ⅱ型麻风反应也叫麻风结节性红斑（ENL），主要需与结节性红斑相鉴别，但 ENL 损害的 AFB 一般为阳性。ENL主要见于多菌型麻风，需结合病史、临床表现及皮肤切刮涂片查菌等

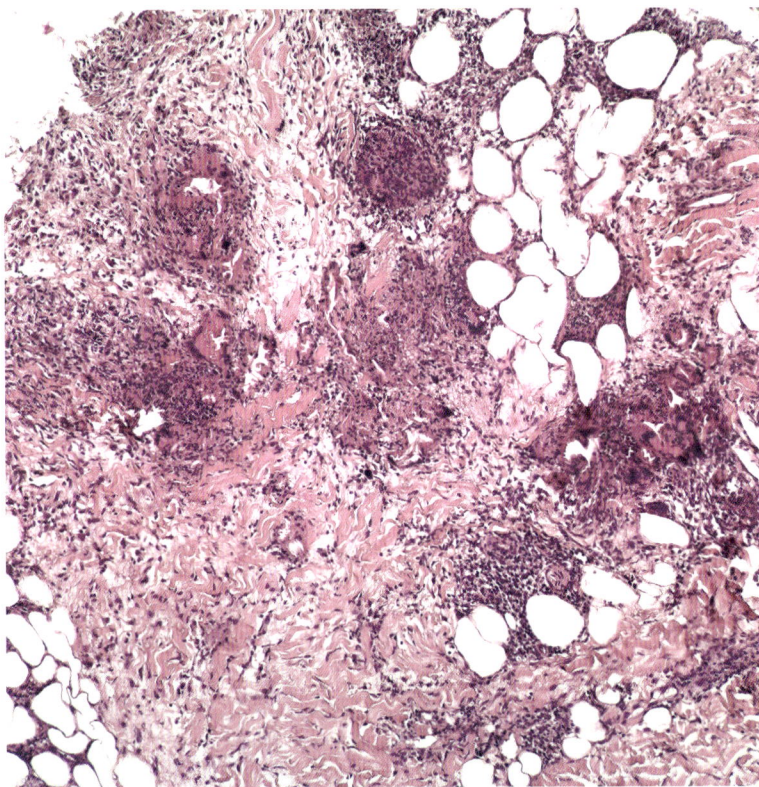

▲ 图 2-65 结节性红斑

小叶间隔性脂膜炎，AFB 阴性

多方面进行鉴别。

7. 结节性血管炎 – 硬红斑

结节性血管炎 – 硬红斑是一种以皮下脂肪组织改变为主的炎症性疾病，以红斑、压痛、溃疡程度不等的皮下结节为特征，典型起病部位是小腿后部，病理学表现包括脂膜炎和血管炎。该病变为小叶性或小叶间隔性脂膜炎，可见混合性炎症细胞，包括中性粒细胞、淋巴细胞、组织细胞和多核巨细胞，常可见血管炎改变，并可能存在干酪性坏死。病变不累及神经，AFB 阴性（图 2-66）。

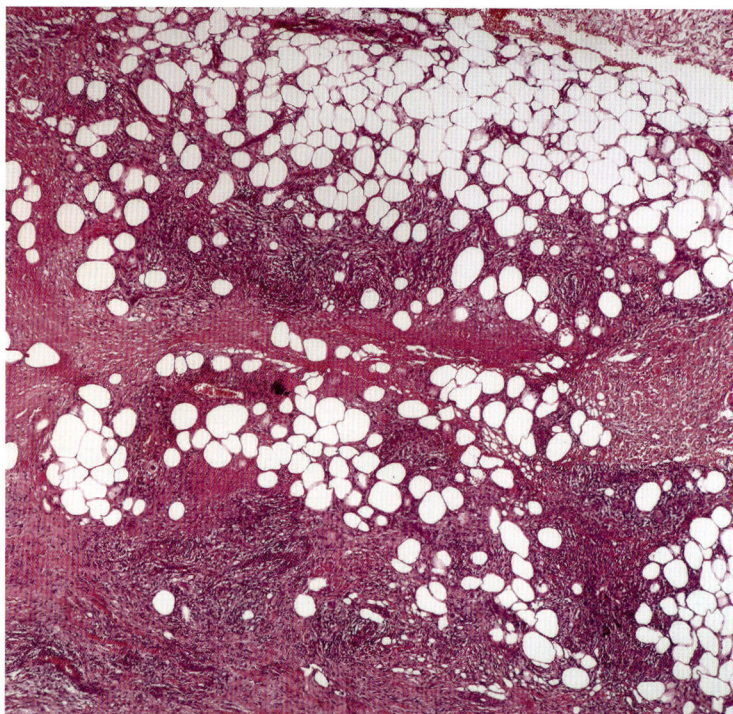

▲ 图 2-66　结节性血管炎 – 硬红斑
皮下脂肪混合性炎症细胞浸润

8. 结节病

结节病的皮肤损害可表现为多种形态，包括丘疹、结节、斑块和浸润性瘢痕。病理学特征是真皮致密的非干酪样肉芽肿浸润，有时可累及皮下脂肪组织。肉芽肿组织散在分布，形状大小均匀一致，由上皮样细胞组成，可见不等量的多核巨细胞，表现为"裸结节"，肉芽肿周边有时可见散在分布的淋巴细胞（图 2-67），主要和结核样型麻风相鉴别。结核样型麻风的肉芽肿常为细长型，沿神经走行分布。与结节病不同，神经束中央干酪样坏死是结核样型麻风中肉芽肿的一个常见特征。少数结核样型麻风患者抗酸染色显示存在抗酸杆菌。

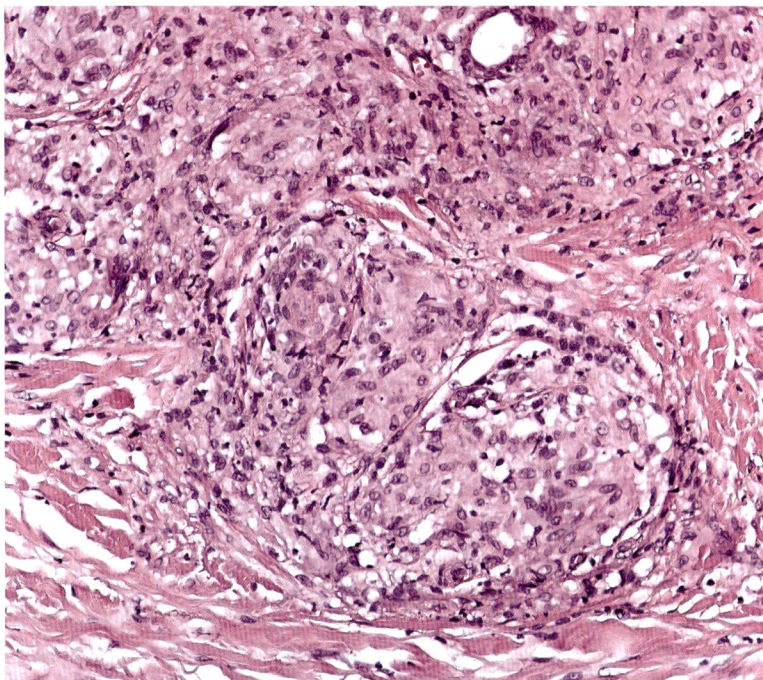

▲ 图 2-67　结节病

真皮内大量"裸结节"形成，无干酪样坏死

9. 皮肤纤维组织细胞瘤

皮肤纤维组织细胞瘤的典型表现为出现坚硬、色素过度沉着且直径为 0.3～1.0cm 的结节，最常位于下肢。组织病理检查显示结节位于真皮内，无包膜，与周围正常组织有明显的交错，下界清楚（图 2-68）。病变组织由成束的成纤维细胞、组织细胞和成熟或幼稚的胶原纤维组织组成，相互交织。根据肿瘤细胞与胶原纤维所占比例分为纤维型和细胞型，主要需与组织样麻风瘤相鉴别。组织样麻风瘤的病理学特点主要是在真皮或皮下组织可见境界清晰的梭形或多角形组织样细胞，排列呈束，互相交织呈涡纹状或车轮状，呈结节状浸润，结节周围有假包膜形成，结节内可查见大量 AFB。

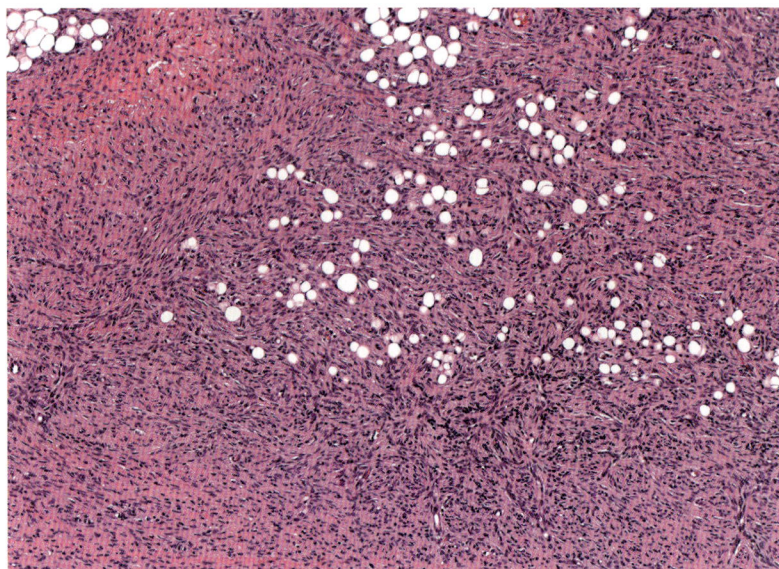

▲ 图 2-68　皮肤纤维组织细胞瘤
真皮内成束的成纤维细胞、组织细胞和胶原纤维组织相互交织

10. 环状肉芽肿

环状肉芽肿是一种相对常见，并且通常为自限性的疾病，临床表现为局限或泛发的环形红斑性丘疹和斑块。特征性组织病理学为栅栏状肉芽肿，栅栏状肉芽肿中央胶原纤维渐进性坏死，周围组织细胞和成纤维细胞放射状浸润，最外围为淋巴细胞浸润，病灶中弹性纤维消失（图 2-69）。典型的组织学特征可与麻风相鉴别。

（二）非特异性细胞浸润

非特异性细胞浸润非麻风所特有，湿疹皮炎、浅部真菌病、慢性单纯性苔藓、银屑病、玫瑰糠疹等许多皮肤病都可有这种变化。仅通过组织学变化往往不能与其他疾病相鉴别。连续切片、抗酸染色、注意

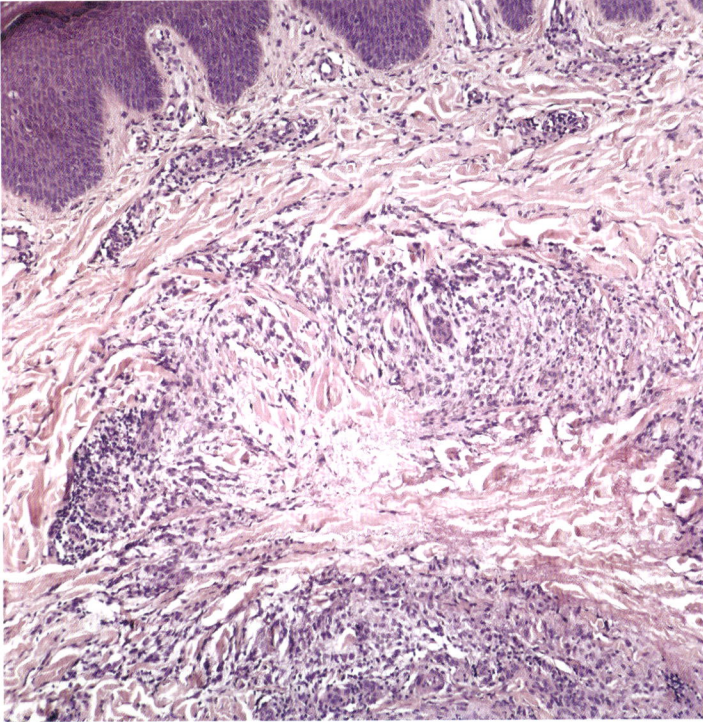

▲ 图 2-69　环状肉芽肿
真皮内见栅栏状肉芽肿改变

神经有无病变对鉴别诊断很有帮助。部分皮肤病如结节性痒疹，在非特异性慢性炎症细胞浸润中往往可以查见神经小分支，但其神经内无细胞浸润，神经结构正常，可与麻风相鉴别。

1. 离心性环状红斑

离心性环状红斑是一种慢性、反应性的皮肤表现，呈弧形或环形的斑片或薄斑块，最常累及躯干和（或）下肢。临床表现可与麻风类似，但是病理上表现为局限于真皮浅层血管丛的血管周围致密淋巴细胞浸润。真皮乳头和表皮也可以出现水肿、海绵形成、角化不全、角化过度（图 2-70）。

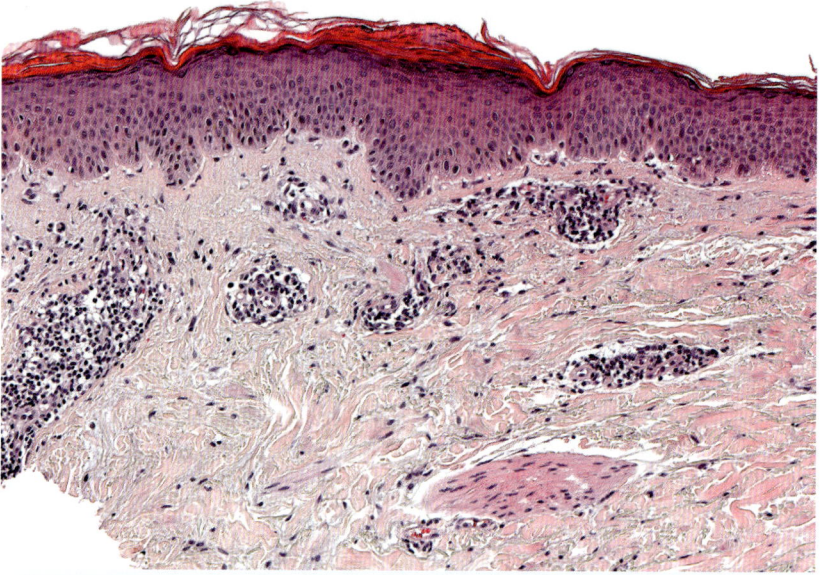

▲ 图 2-70　离心性环状红斑

真皮浅层血管周围炎

2. 蕈样肉芽肿 Ⅰ～Ⅱ 期

蕈样肉芽肿是皮肤 T 细胞淋巴瘤，其早期阶段表现为红色斑片和（或）斑块样皮损，皮损的形状大小不一，表皮萎缩脱屑，通常位于身体的非曝光部位。在组织学上，表现为特征性的浅表淋巴样浸润和不同程度异型淋巴细胞亲表皮性（图 2-71）。由于蕈样肉芽肿是一个"超级模仿者"，在临床容易和麻风混淆，需提高警惕，结合其临床表现、组织病理学、免疫组化染色和分子生物学检查加以鉴别。

3. 单纯糠疹

单纯糠疹的皮损表现为圆形或椭圆形斑片，颜色较周围正常皮肤浅，表面干燥，附有少量白色鳞屑，可自然消退，多见于儿童或青少年面部。组织病理改变较轻微且不具特异性，包括轻度海绵形成、棘

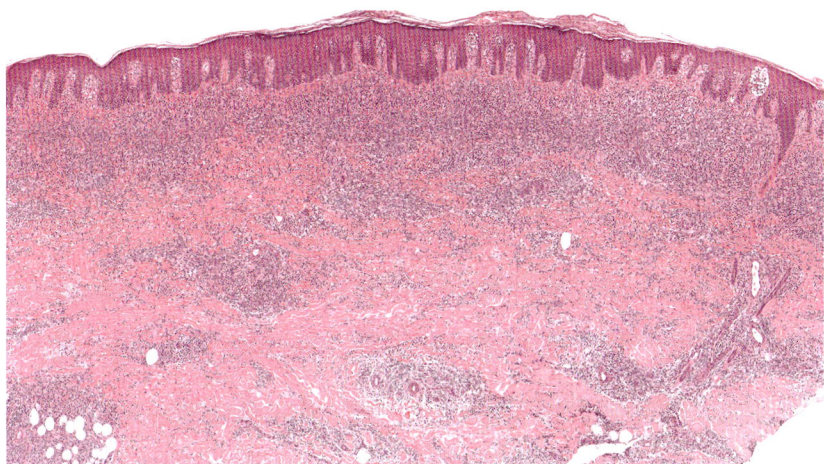

▲ 图 2-71　蕈样肉芽肿
淋巴细胞移入表皮形成 Pautrier 微脓肿，真皮弥漫性淋巴细胞浸润，部分细胞大且呈异型

层肥厚和角化过度。表皮中色素明显减少而黑素细胞计数无显著降低。麻风白斑在大多数情况下表现为边界模糊的色素减退斑，并伴感觉障碍。受累区也可能存在毛发丢失、轻度萎缩及出汗减少或不出汗等表现。

4. 体癣

体癣为浅部真菌病感染，可以表现为色素减退斑，主要累及躯干上部，真菌镜检可见菌丝。组织病理可见角质层中有与表皮平行分布的菌丝、关节孢子等（图 2-72），根据常规检查可加以区别。

5. 玫瑰糠疹

玫瑰糠疹是一种急性、自限性、发疹性皮肤病，通常先出现"前驱斑"，为单个圆形或椭圆形、边界清楚、粉红色皮损，位于胸部、颈部或背部。逐渐在躯干和四肢近端出现类似皮损，长轴往往与皮纹的走

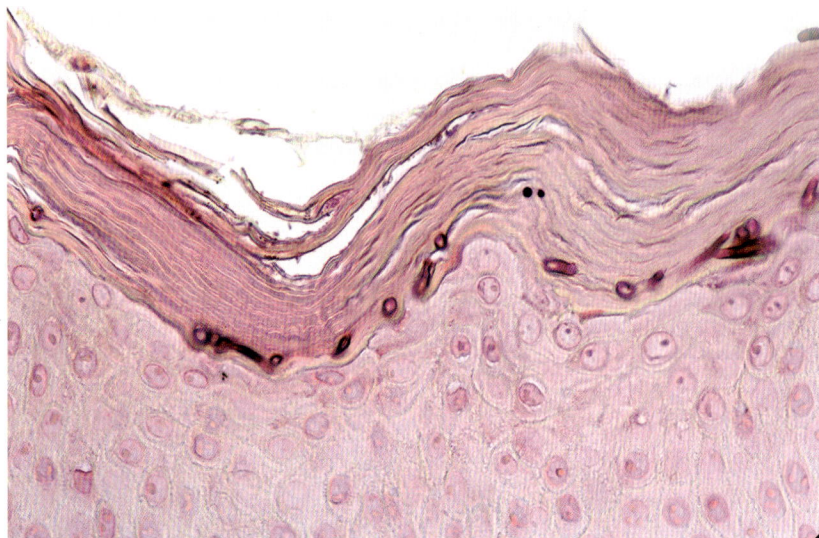

▲ 图 2-72　体癣

角质层中有与表皮平行分布的菌丝和孢子

行一致。病理显示局灶性角化不全伴或不伴棘层肥厚、海绵形成，血管周围淋巴细胞、组织细胞浸润（图 2-73）。根据皮损特征及组织病理可与麻风鉴别。

6. 寻常型银屑病

寻常型银屑病是一种常见的慢性炎症性皮肤病，最常见的特征为覆有银白色鳞屑且边界清楚的红斑、斑块。典型组织学表现包括规则的表皮增生、角化不全、颗粒细胞层变薄或消失、真皮乳头上表皮变薄，以及真皮乳头毛细血管扭曲扩张。角质层内中性粒细胞可能形成微脓肿（图 2-74）。根据皮损特征及组织病理可与麻风相鉴别。

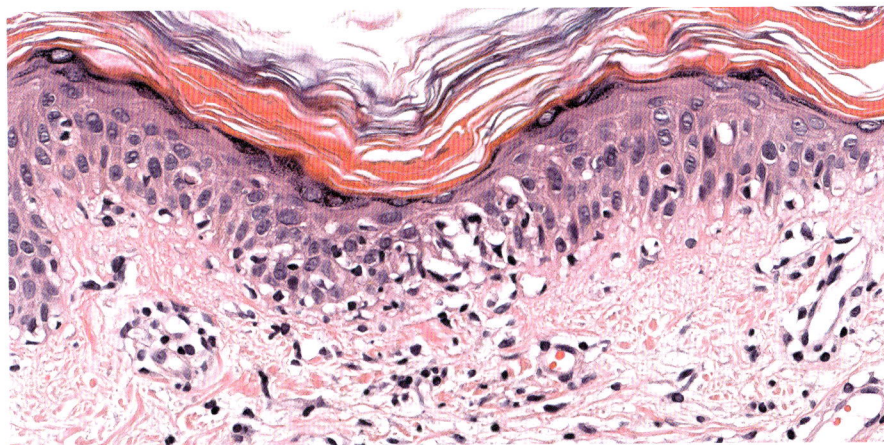

▲ 图 2-73　玫瑰糠疹

表皮海绵形成，血管周围炎症细胞浸润

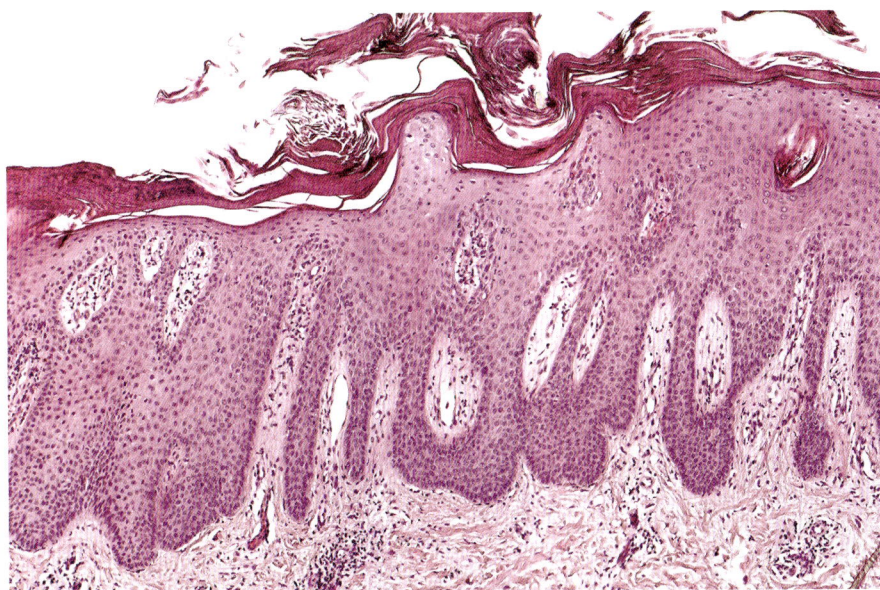

▲ 图 2-74　银屑病

角质层微脓肿形成，表皮银屑病样增生，真皮乳头层血管扩张、淋巴细胞浸润

7. 多形性红斑

多形性红斑是一种急性炎症性皮肤病，临床表现为特征性靶形皮损，常伴有口腔、生殖器和（或）眼部黏膜的糜烂或水疱。病理学表现通常包括基底细胞空泡变性、散在的坏死性角质形成细胞，以及淋巴细胞外渗。此外，也可能存在血管周围和表皮真皮交界处密集的浅表淋巴细胞浸润（图 2-75）。根据皮损特征及组织病理可与麻风相鉴别。

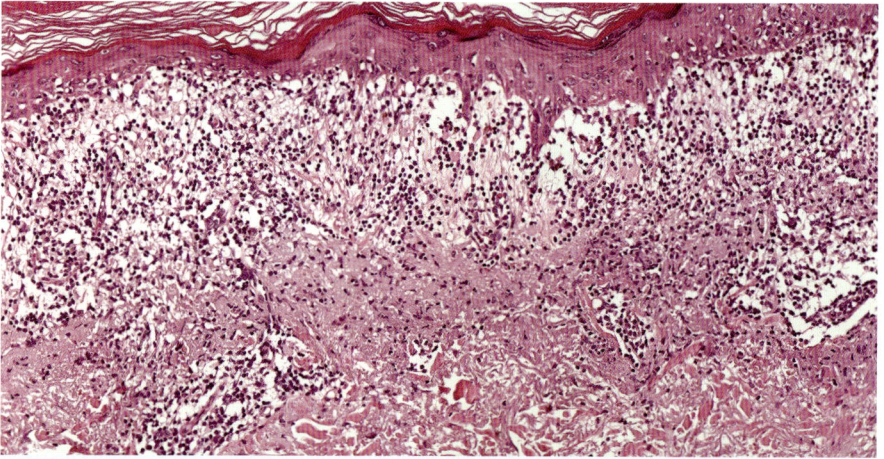

▲ 图 2-75　多形性红斑
基底细胞液化变性、真皮水肿，真表皮交界淋巴细胞浸润

8. 早期局限性硬斑病

早期局限性硬斑病是一种特发性炎症性疾病，可引起皮肤硬化性改变。表现为单发或多发的炎症性或硬化性斑块，经历炎症、硬化、萎缩的转变过程。炎性病变部位活检显示间质和血管周围炎症细胞浸润，以淋巴细胞和浆细胞为主。随着硬化的进展，病变显示真皮乳头层均质化和真皮网状层或更深层胶原束变粗，小汗腺周围的脂肪减少（图 2-76）。根据皮损特征及组织病理可与麻风相鉴别。

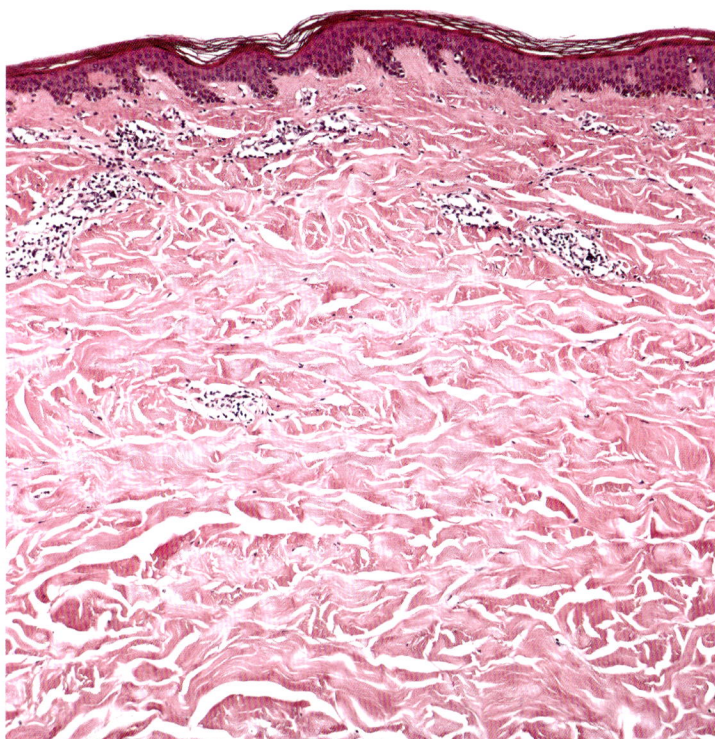

▲ 图 2-76 早期局限性硬斑病

浅层血管周围炎症细胞浸润，真皮胶原硬化，附属器萎缩、减少

第 3 章 麻风误诊病例分析
Analysis on Misdiagnosis of Leprosy Cases

病例 1

患者女，32 岁，面部红斑 5 年（图 3-1）。在这 5 年期间曾做过两次皮肤活检，诊断为"肉芽肿"（图 3-2 和图 3-3），抗酸染色阴性。给予抗结核治疗后，肉芽肿面积减少。

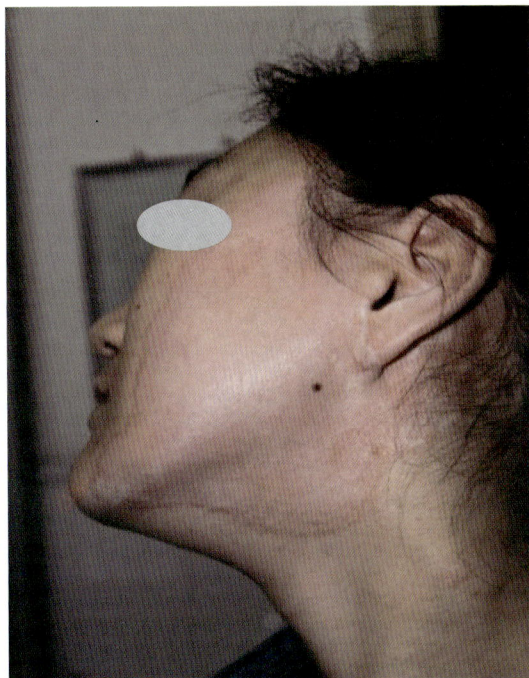

◀ 图 3-1 病例 1 临床表现
左侧面颈部片状干燥性红斑，境界清楚，中央略萎缩，颈部皮损外侧可见一蚕豆大小"卫星斑"，左侧耳大神经粗大

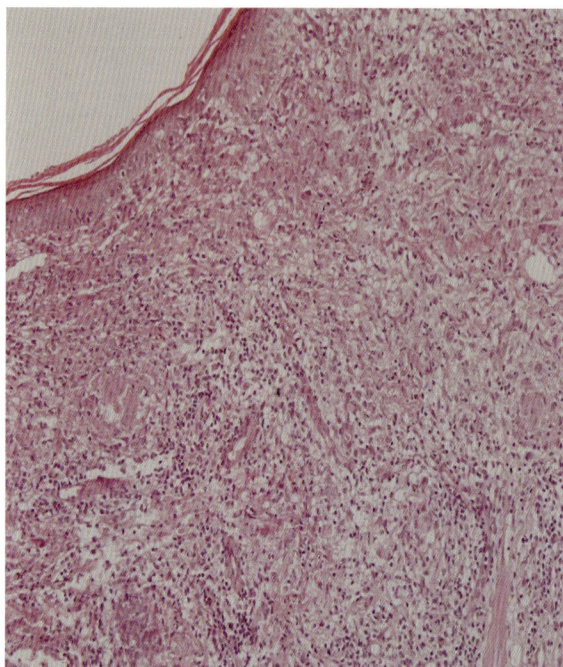

◀ 图 3-2　病例 1 组织病理
表皮侵蚀，没有无浸润带，
真皮内可见上皮样肉芽肿，
无明显干酪样坏死

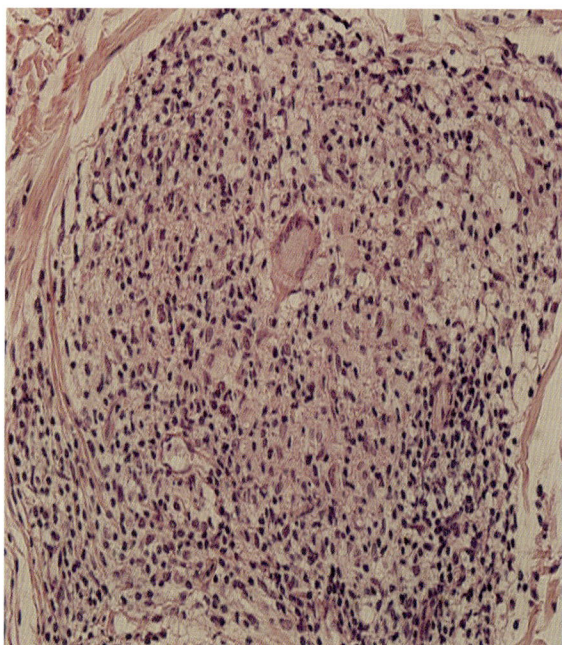

◀ 图 3-3　肉芽肿内可见多
核巨细胞

结合病史，以及皮损外有一小斑块即"卫星灶"，皮损侧（左侧）耳大神经粗大等临床表现，诊断为 BT 麻风。

误诊原因分析：1 年的抗结核治疗效果不明显，组织病理表现为上皮样细胞肉芽肿病变，鉴别诊断应考虑麻风和其他分枝杆菌感染。皮肤科医生常忽视浅感觉与外周神经检查，是导致误诊的原因之一。

病例 2

患者男，42 岁，下肢麻木 7 年，腰部淡红斑数月（图 3-4），无自觉症状。当地医院怀疑麻风病，在北京某医院皮肤科就诊，该院选择麻木区皮肤作活检但未发现麻风病相关的特异性病理改变，皮肤切刮涂片抗酸染色阴性。再次取皮损行病理检查（图 3-5）。

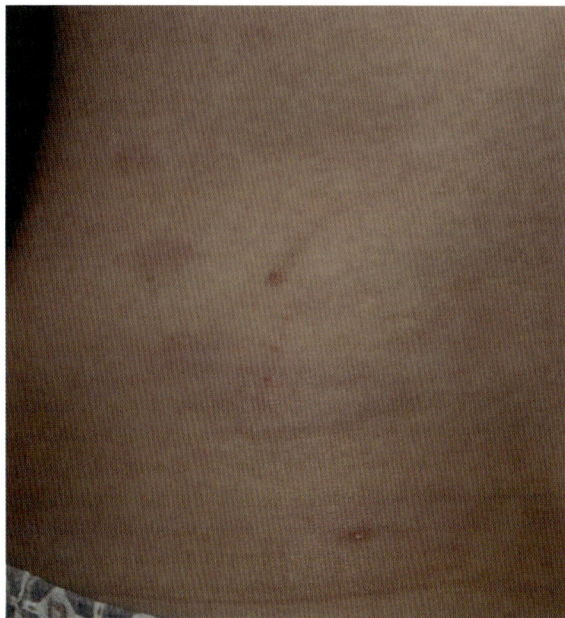

◀ 图 3-4 病例 2 临床表现

腰部干燥性红斑

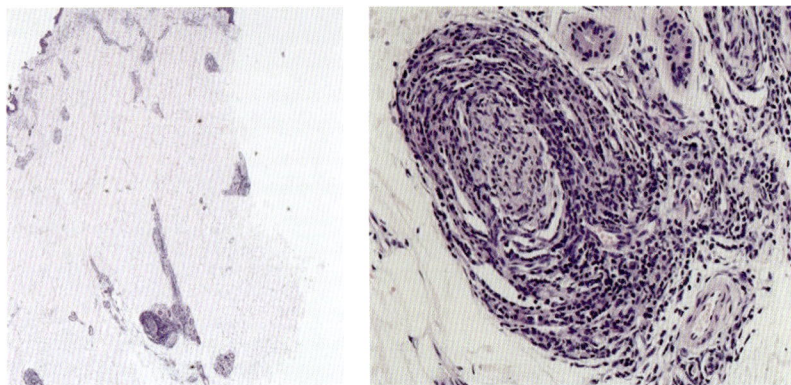

▲ 图 3-5 病例 2 组织病理

表皮下有"无浸润带"，真皮内可见以血管、神经束为主的有袖套样浸润，神经束膜层增厚，呈洋葱皮样变

结合患者淡红斑活检发现皮神经病变与右尺神经肿大，诊断为早期 BL 麻风。

误诊原因分析：多数麻风病患者均有皮肤麻木或异样感，但活检取材时选择麻木皮肤，不仅阳性率很低，而且难以观察到对诊断有价值的信息。应选择活动性、典型性、有代表性的皮损做活检。

病例 3

患者女，56 岁，面部躯干四肢红斑、丘疹、结节 20 年（图 3-6），曾于外院诊断为"血管炎"，组织病理提示真皮内大量泡沫细胞肉芽肿（图 3-7）。

误诊原因分析：结节性皮损是 LL 常见皮损，也是 LL 并发Ⅱ型麻风反应的主要皮损。Ⅱ型麻风反应（麻风性结节性红斑）的组织病理改变就是皮肤血管炎表现。但应注意，患者可能仍有肉芽肿的病理象。

为防止误诊，凡有肉芽肿病变患者，均应进一步作组织切片的抗酸染色检查。

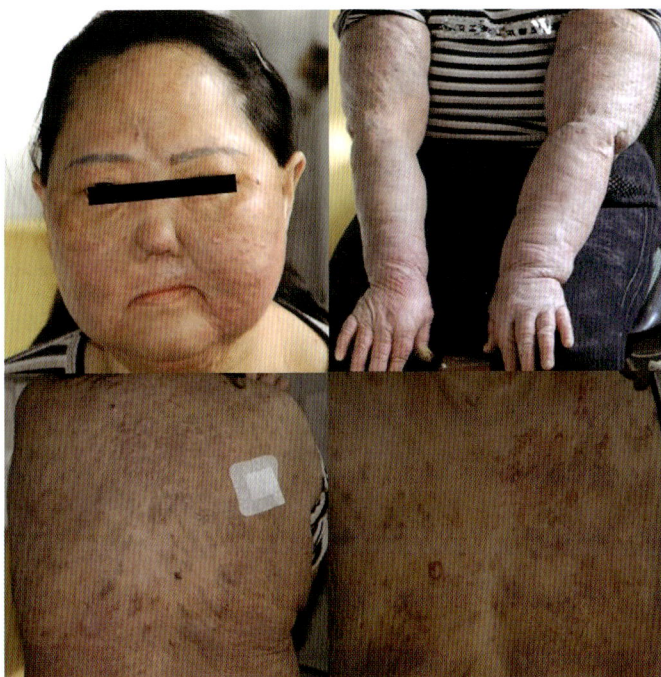

▲ 图 3-6　病例 3 临床表现
全身多处红斑、丘疹、结节，面部肿胀明显

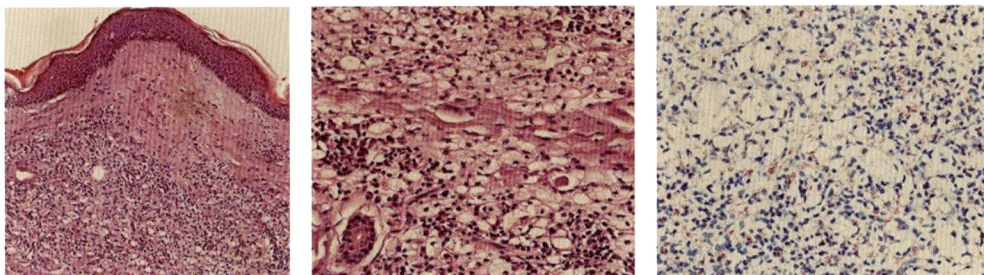

▲ 图 3-7　病例 3 组织病理
表皮下有"无浸润带"，有大量的泡沫细胞肉芽肿；肉芽肿内大量的抗酸杆菌，BI 为 6+

病例 4

患者男，50 岁，踝部红斑 5 年（图 3-8），局部感觉稍迟钝，组织病理提示非特异性炎性改变，抗酸染色阴性，抗酸杆菌阴性，PCR 检测麻风杆菌特异性基因阳性（图 3-9）。

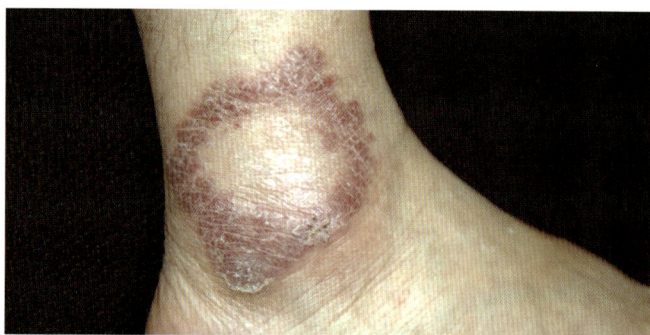

▲ 图 3-8　病例 4 临床表现
踝部直径约 5cm 干燥性环形红斑

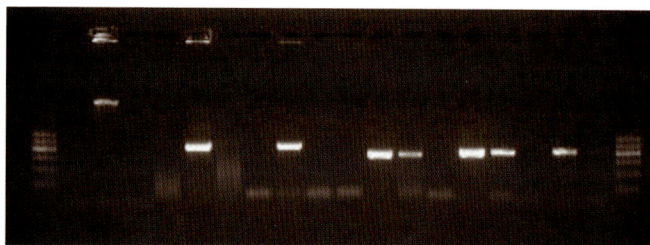

▲ 图 3-9　PCR 检测麻风杆菌特异性基因
条带阳性

误诊原因分析：对于单个皮损的麻风，往往容易误诊，在缺少查菌及组织学证据时，可以通过麻风 PCR Panel 技术扩增麻风杆菌的基因，最终明确诊断。

病例 5

　　患者男，47 岁，左上肢麻木、神经疼痛 10 年，曾在神经内科住院治疗。患者隐瞒有麻风病史。神经科在不知情的情况下取腓神经行病理学检查。检查结果显示神经束膜增厚，神经束内外小血管扩张充血及炎症细胞浸润，部分轴突空泡变性（图 3-10）。会诊时并未发现任何活动性皮损，皮肤涂片查 AFB 阴性。但仍选择一色素异常斑行活检（图 3-11 和图 3-12）。经反复询问，患者承认曾诊断为麻风病，但在不规则服药半年后，自行停止治疗。

　　误诊原因分析：麻风经过多种药治疗后，患者皮损内的麻风杆菌快速消退，神经内的麻风杆菌或抗原却可能存在较长时间，神经内仍残存麻风杆菌是导致神经炎的潜在因素。因此，皮肤科医生及神经科医生在接诊此类患者时，应仔细询问病史。

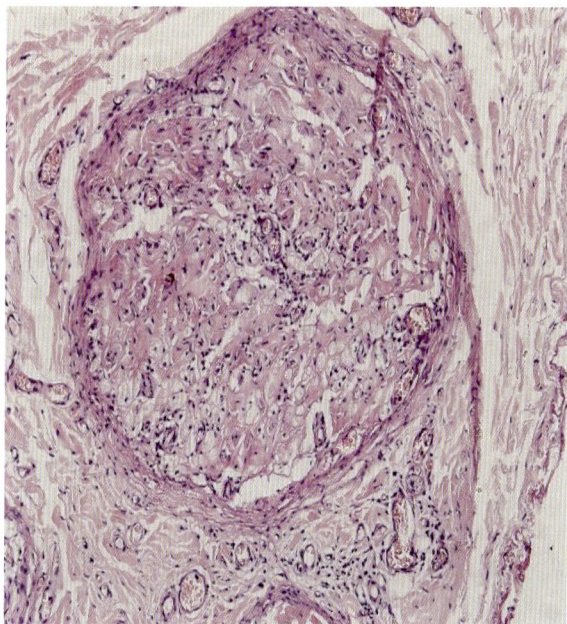

◀ **图 3-10　神经活检**
神经束膜增厚，部分轴突空泡变性

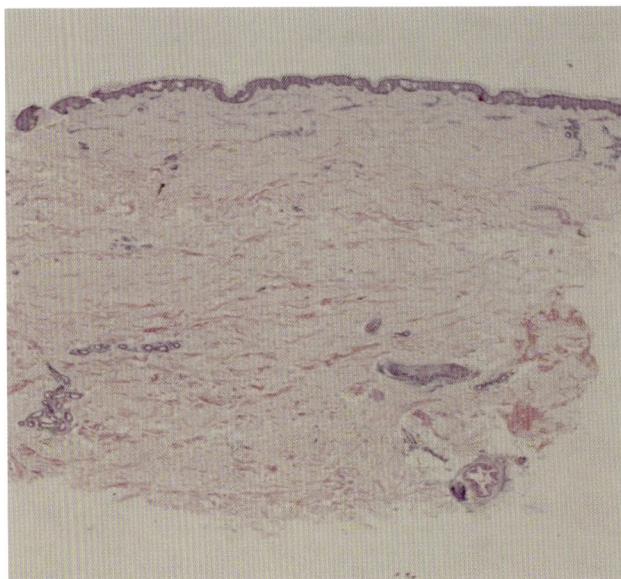

◀ 图 3-11 皮肤活检
附属器及神经周围稀疏
淋巴细胞浸润

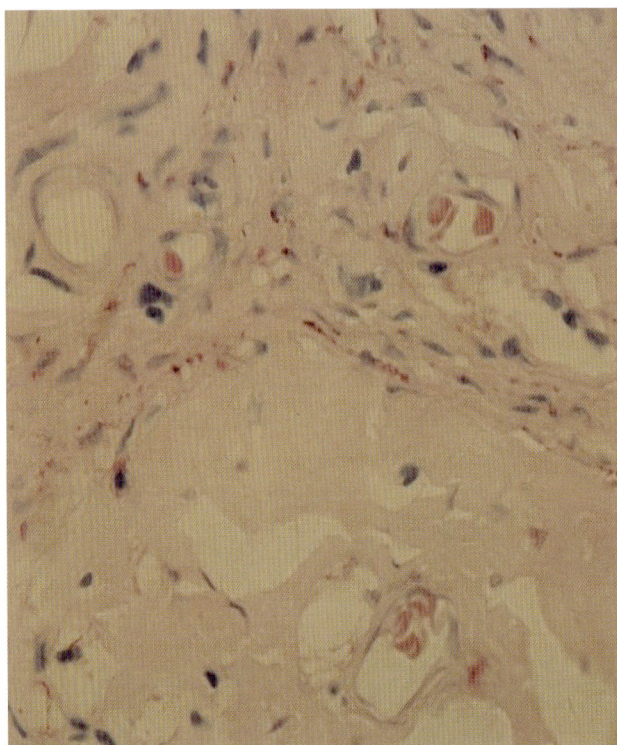

◀ 图 3-12 神经活检
抗酸染色阳性